お母さんたちに伝えたい！

歯並びの良い子に育てよう

― 子どもの不正咬合予防のためのポイント ―

井上裕子 著

クインテッセンス出版株式会社　2017
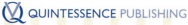
Berlin, Barcelona, Chicago, Istanbul, London, Milan, Moscow, New Delhi, Paris, Prague, São Paulo, Seoul, Singapore, Tokyo, Warsaw

クインテッセンス出版の書籍・雑誌は，歯学書専用通販サイト『歯学書.COM』にてご購入いただけます．

PCからのアクセスは…
歯学書 検索

携帯電話からのアクセスは…
QRコードからモバイルサイトへ

子育てを楽しく＆賢く

　子育てはたいへん，でもあっという間に終わってしまいます．お母さんたちには楽しく＆賢く子育てしていただきたいと思っています．

　本書では，むし歯のない歯並びの良い子に育てるための知識をお伝えしています．きっとお母さん方は，「この本があれば，わが子をむし歯のない歯並びの良い子に育てることができる．」と夢見られることと思います．しかし，そう簡単にはいかないのが子育てなのです．

　きっと何度注意しても，姿勢は悪いまま，口はポカンと開いたままということは，しばしば起こるでしょう．しかしそんなときに，「このままだと，歯並びが悪くなってしまう．」と焦って，子どもたちを強く叱りつけたりされることのないように，せっかくの子育てが暗く辛いものとならないように，切に願っています．

　私がいつもご紹介し続けているお二人のメッセージを，ここでもご紹介しておきたいと思います．

　一つは，精神科医の服部祥子先生の言葉です．

　「親が愛という感情を豊かにもつこと，英知という理性をさわやかに蓄えること，それを願ってやまない」

　もうひとつは，アメリカの科学者のアン・ドルーヤンさんの言葉です．

　「人が幸せになるためには，科学的思考と愛とが車の両輪のように必要である．」奇しくも，お二人とも同じことを考えておられると感じました．

　あふれんばかりの愛があっても，英知や科学的思考に欠けていては，善き子育てにはならないでしょう．反対に，山のような知識を収集しても，愛を忘れてしまっては，これも善き子育てにはならないでしょう．

　本書から得た知識に，お母さん方のあふれんばかりの愛情を添えて，楽しく＆賢く子育てをしてください．

本書をお読みいただく前に

　むし歯の氾濫でたいへんだった時代が遠い過去のものとなりつつある近年，お母さん方や歯科医師の関心は，子どものむし歯から歯並び・咬み合わせへと移ってきていると感じます．また，少子化や育児環境の変化により，子育ての様相が急速に変化しているとも感じています．

　このような背景の下で，大学病院で10年，専門開業して約27年，ずっと子どもたちの矯正治療に関わってきた私の中には，矯正専門医としてお母さん方に是非お伝えしておきたいメッセージがあふれるようになってきていました．そんな折り，本書を出版させていただく機会を得ました．

　思い起こせば，私は2000年に『どうしてむしばになるの？』という絵本を出版しました．その当時はむし歯の"早期発見，早期治療"が叫ばれていた時代でしたが，北欧から入ってきたばかりのカリオロジー（むし歯予防学）を学んだ私は，「むし歯は早くみつけて早く削って詰めてもらうのではなく，むし歯にならないお口の環境をつくることが大切なのですよ．」というメッセージを直接お子さんやお母さん方にお伝えしたくて，絵本を書いたのです．

　そして今度は，「予防できる不正咬合があるのですよ．不正咬合も予防が大切なのですよ．安易にまちがった矯正治療を始めてしまうと，マイナスが生じることもあるのですよ．」というメッセージをお母さん方にお伝えしたくなったのです．

　これまで，"不正咬合の予防"という概念はあまりなかったと思います．私たちが歯科学生だった頃は，むし歯のより良い治療についてばかりを学び，予防についてはほとんど学ぶ機会がなかったのと同じで，私たち矯正専門医は，不正咬合の治し方ばかりを学んできて，予防に関してはほとんど学ぶ機会はありませんでした．

　しかし，不正咬合にも他の病気と同様，エラスムスの言葉「予防は治療に優る」の考えを当てはめることができると思います．むし歯や歯周病が治療から予防へとシフトしていくように，不正咬合も治療から予防へとシフトしていくべきと考えています．

　確かに，不正咬合は遺伝の影響も強く，むし歯などの感染症のようにシンプルな予防とはいきません．やむをえない場合も多々あります．しかし，最近の子どもたちを診ていると，「この不正咬合は遺伝が原因ではないのでは？ 予防できた不正咬合ではないだろうか？」と思うことが増えてきました．また，成人の矯正治療患者さんを診察していると，「ここまで悪くならずに済む方法があったのではないだろうか？」とも思うこともしばしばです．

本書では，歯並びの良い子に育てていただくために，毎日の子育ての際に，ちょっと心がけていただきたいことをお伝えしています．「姿勢を正しく」，「口唇をしっかり閉じる」といった些細な当たり前のことのように思える内容ですが，それが不正咬合の予防に重要だと感じています．「その関連性については，明らかな証明はなされていないのではないか，言い過ぎではないか」とお叱りを受けるかもしれません．確かにエビデンス（証拠・根拠）という観点からの証明はなされていないかもしれませんが，姿勢を正しくすること，口唇閉鎖をすることに，何のマイナスもありません．むしろ，他のメリットもたくさんあるでしょう．であれば，お母さん方にお伝えして，もう少し意識を高め，実践していただくことに何の迷いもなくて良いと考えます．

　一方で，最近急速に増加している低年齢児への装置による介入には，警鐘を鳴らしたいと思います．「検査も診断も行われない安易な装置の使用は，医療とは言えない」と言っても過言ではないと思います．うまくいく場合もあるかもしれませんが，いかない場合にはあきらめようといった，行き当たりばったりの治療にはリスクが伴います．費用のトラブルも生じているようです．お子さんもお母さん方も，不幸になってしまう可能性があるのです．

　どんな医療でも，たとえばむし歯に関して言えば，歯磨きをする，だらだら食べをしないなどは，何のマイナスも生じないのですが，いったん治療が始まると，それがもし不適切な介入であった場合には，よりいっそう歯の崩壊を早めてしまいます．一般の病気でも同じです．食事，睡眠，運動に注意を払って病気の予防をすることに，何のマイナスもないのに対して，いったん薬の服用を始めれば，それが適切でない場合には，マイナスが生じるでしょう．不正咬合も同じです．介入は慎重であるべきなのです．

　矯正治療の専門医として，多くの子どもたちや成人患者さんの治療を手掛けてきた経験から見えてきたもの，だから，お母さん方に是非お伝えしておきたいことを本書にまとめました．前文でもお伝えしましたように，本書から得られた知識を，毎日の子育てに楽しく生かしていただけることを願っています．本書が，お子さんとお母さん方の幸せに少しでも貢献できるとすれば幸甚です．

2017 年早春

井上裕子

Chapter * 1

不正咬合予防のための基礎知識

その1	予防できる不正咬合がある	10
その2	後天的因子が（先天的因子による）不正咬合を悪化させている場合がある	11
その3	"形態と機能"の発育	12
その4	口唇閉鎖を教えよう	13
その5	口唇閉鎖不全は，ほかにもこんな問題が	14
その6	正しい舌の位置とまちがった舌の位置	15
その7	正しい飲み込み方とまちがった飲み込み方	16

Chapter * 2

育児環境を見直そう

その1	動物の子育てに学ぶ	18
その2	外遊びで体づくり	19
その3	子どもの姿勢を見直して	20
その4	食べ物・食べ方を見直そう	21

Chapter * 3

こんな癖ありませんか？

その1	癖のチェックをしよう：指しゃぶり，おしゃぶり	26
その2	癖のチェックをしよう：寝方	27
その3	癖のチェックをしよう：頬杖	28
その4	癖のチェックをしよう：爪かみ	29
その5	まとめ：予防は治療に優る	30

Chapter *4

矯正歯科治療を始める前に，知っておいてほしいこと

その1	子どもたちに安全・安心な矯正歯科治療を	32
その2	重要な問題点を発見し，難易度を見極めてもらうことが肝心	33
その3	子どもの矯正歯科治療を理解するために全体の流れを知ろう	34
その4	一期治療が不可欠である症例とは？	35
その5	矯正歯科治療はいつから始めればよい？	36
その6	乳歯の反対咬合の治療はいつから始めればよい？	37
その7	安全・安心な子どもの矯正歯科治療の終わりはいつ？	38
その8	安全・安心な子どもの矯正歯科治療に必要な検査とは？	39
その9	顎を拡げすぎた場合の弊害	40
その10	装置による治療だけでなく，原因の除去も重要	42
その11	子どもの負担はどれくらい？	43
その12	矯正歯科治療はどうして必要？	44

Chapter *5

子どもの矯正歯科治療の実際

その1	上顎前突（出っ歯）の治療	46
その2	下顎前突（反対咬合，受け口）の治療	47
その3	叢生の治療	48
その4	開咬の治療	49
その5	過蓋咬合の治療	50
その6	顎偏位（咬み合わせが左右にずれている）の治療	51
その7	左右反対側の同じ歯がなかなか萌出しない場合	52
その8	下顎の1本の前歯の歯肉が下がってしまう場合	53

Chapter *6

治療後の安定も重要

その1	矯正歯科治療をしても，後戻りするって本当？	**56**
その2	成長発育による反対咬合の再発	**57**
その3	治療のゴールを高く	**58**
その4	舌や口唇の癖にも対応が必要な場合がある	**59**
その5	保定装置を指示どおりに使おう	**60**

Chapter *7

矯正歯科治療といっしょにむし歯予防の習慣を

その1	矯正歯科治療期間中はむし歯予防習慣化のチャンス	**62**
その2	カリエスリスク	**63**
その3	感染の窓	**64**
その4	脱灰と再石灰化の関係を知る	**65**
その5	むし歯菌のバイオフィルム	**66**
その6	バイオフィルム撃退法	**67**
その7	フロスのほうが，むしろ大切	**68**
その8	フロスを上手に使うコツ	**69**
その9	乳歯が生えそろったらすぐフロス	**70**
その10	磨き残しがないように	**71**
その11	キシリトールガムとフッ素を上手に使おう	**72**

Chapter * 1

不正咬合予防のための基礎知識

★歯並びの良い子に育てるために欠かせない基本的な知識を学んでおきましょう.

その1　予防できる不正咬合がある

15 ～ 16 世紀のオランダの学者エラスムスの言葉「予防は治療に優る」は，すべての医療に通ずるものです．むし歯や歯周病の予防は近年すばらしい進歩を見せていますが，不正咬合の予防という概念は，まだほとんど進んでいないように思えます．

確かに不正咬合には防ぎきれないものがあるのですが，予防できるものもあるのです．当院で治療を終えた患者さんのお子さんの問診票には，**図 1** のような記載も見られるようになりました．ほかにも同じことを考えておられるお母さん方がいらっしゃるのではないでしょうか？

原因を知らなければ予防はできません．まず，不正咬合の原因について学んでいきましょう．

不正咬合の原因は，大きく２つに分けられます．１つは先天的因子で，遺伝あるいは家族性発現などが原因となる場合です．もう１つは後天的因子で，環境因子とも言われ，生まれた後の環境が原因となる場合です **（図２）**．

先天的因子は，残念ながら受け入れるしかありません．目の大きさや鼻の高さが両親から受け継がれるように，歯の大きさ・形・数や，顎の大きさ・形などは，どうしても親に似てきます．たとえば父親の大きな歯と母親の小さな顎を受け継いでしまえば，歯が並びきらないのは仕方がないことなのです．

しかし，そのような場合と違って，後天的因子が原因で不正咬合になっているのではないかと思われたり，後天的因子が，先天的な問題をさらに大きくしているのではないかと思われたりする例があります．そして，この後天的因子による不正咬合が，育児環境の変化により，最近増えてきているのではないかと，明らかなデータはないものの，子どもたちの歯を診療している者のほとんどが心配しています．

先天的因子が原因である不正咬合は予防することはできませんが，後天的因子が原因である不正咬合は予防することが可能です．何が原因になるのかを知り，歯並びの良い子に育ててあげてください．

7．歯のどのような点が一番気になりますか？治したいと思いますか？
出来るだけ詳しく、具体的にお書き下さい。
現時点で気になるところはありませんが、歯ならびを良くしておくために
これからできることを知っておきたいと思います。

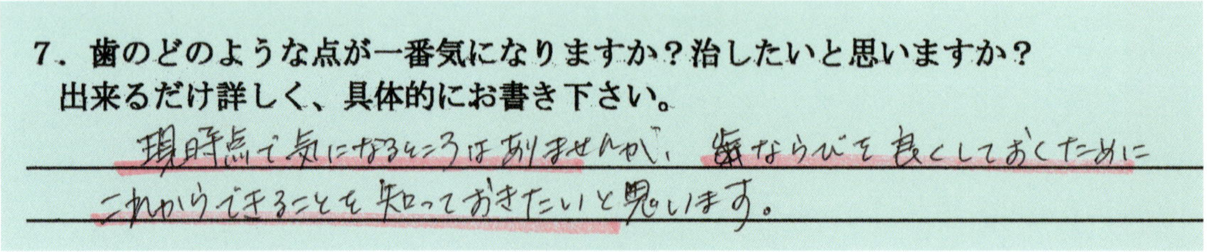

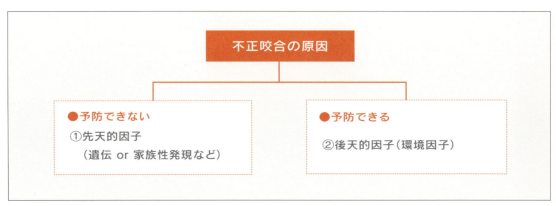

図 1　当院で治療を終えた患者さんのお子さんの問診票に記載された内容．

図 2　不正咬合には予防できるものがある．

後天的因子が（先天的因子による）不正咬合を悪化させている場合がある

　前項で先天的因子が原因になっている不正咬合は受け入れるしかないと説明しましたが、だからといって、あきらめて何もしないでいいわけではありません。後天的因子は先天的因子の不正咬合をさらに悪化させていきます。

　たとえば出っ歯の場合、ほとんどの子どもが口唇を開いているため、上の前歯に抑える力が働かず、ますます上の前歯は突出します。さらに、下口唇が上の歯と下の歯の間に入り込むというまちがった飲み込み方を続ければ、下の前歯はどんどん内側に倒れて、出っ歯の度合いはますますひどくなっていきます。受け口の場合は、口唇が開いて舌が低い位置にあるため、その舌が下顎の歯列をますます大きくしていきます。

　ひとつの症例において、その不正咬合の状態の何パーセントが先天的要因で、何パーセントが後天的要因であるのかということは、誰にもわかりませんが、少なくとも後天的要因だけは排除して、不正咬合の悪化を防ぐことが大切です。後天的要因を排除することは、矯正治療が必要になった場合には、治療効果が出やすいということになりますし、矯正治療後の安定にも繋がります。

　図3は、典型的な出っ歯の2例です。兄弟でも親戚でもありませんが、とても似た歯並びをしています。もちろん先天的要因があると思われますが、いつも口唇が開いていること、飲み込む際に下口唇が下の前歯を強く押してしまうことが、さらに出っ歯をひどくしていると考えられます。

　この子どもたちがこのままこのような癖を続けていくと、おそらく外科的矯正治療（顎の骨を切る手術を併用する矯正治療）が必要になってくると思われます。後天的要因に気づいて、取り除くことが大切です。

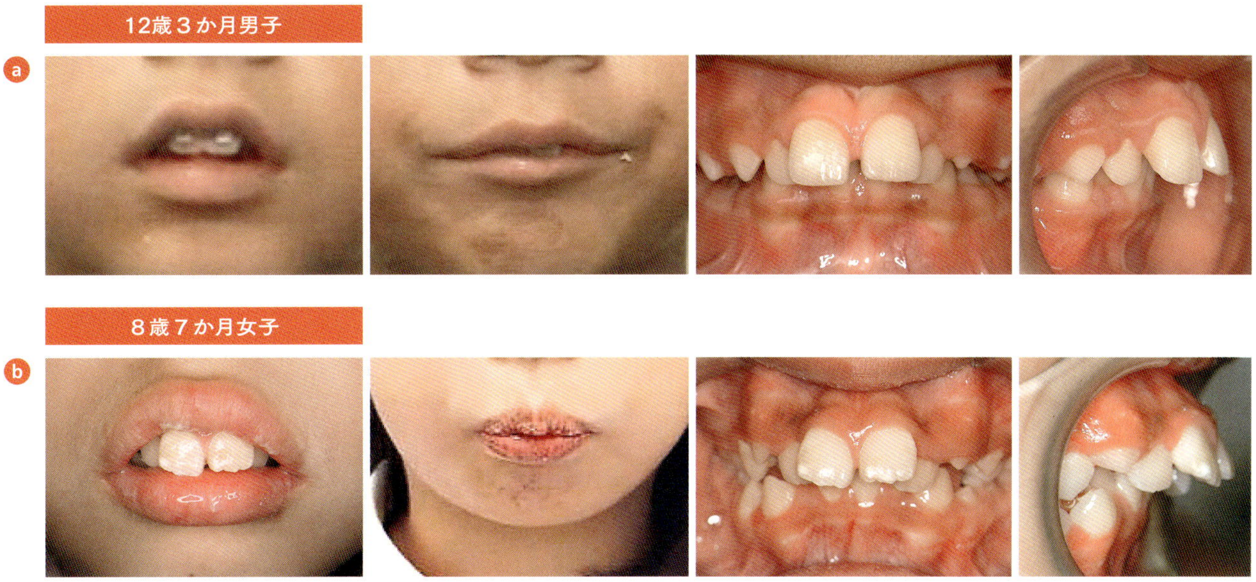

図3 a, b 舌と口唇の位置、動きが歯並びを悪化させていると推測できる例。兄弟ではないが、歯並びが似ている。

その3　"形態と機能"の発育

　動物の赤ちゃんは，"形態と機能"が未熟なまま生まれてきます．ヒトはとくに未熟度が大きいと言われています．口の形態と機能も未熟で，生まれたばかりの赤ちゃんには歯がなく，のどのあたりの形態はサルと似ています．発音もできず，嚥下（飲み込み）動作も不完全で，おっぱいさえ飲めればいいという状態です．その後，歯が生えてきて離乳食が始まり，形態も機能もだんだん成熟していきます．しっかり噛むことも覚え，筋肉も骨格も発達を始めます．

　すなわち，体がつくられている途中の段階で母親のお腹の中から出てきて，その後，残りの成長を遂げ，一人前の動物に育っていくのです．当たり前のことのようですが，形態と機能は，生後完成するということを再認識していただきたいと思います．もちろん遺伝情報としてプログラムされている部分もありますが，生まれた後の環境因子で，その後の発育が大きな影響を受けることは想像できると思います．

　つねに自分の足で歩いている子どもと，車やバギーにばかり乗せてもらっている子どもの足腰の形態と機能の発達が同じとは考えにくいですね．しっかり戸外を走り回っている子どもと，いつも屋内でゲームばかりしている子どもには差ができて当たり前ですね．それと同様，しっかり噛んで食べている子どもと，軟らかいものばかり食べている子どもとでは，顎の形態と機能の発育に差ができるのは当然です．

　正しい機能が正しい形態を育て，正しい形態が正しい機能を育てるのです（**図4**）．

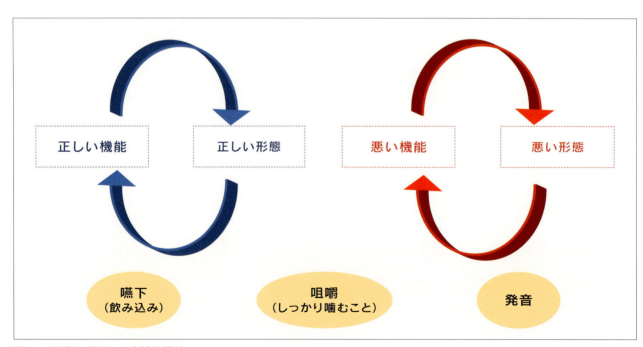

図4　"形態と機能"の密接な関係．

その4　口唇閉鎖を教えよう

通常，生まれたばかりの赤ちゃんは発生学的に口唇を開いていると言われています．消化器官の出口である肛門は閉じているが，入り口である口は開いたまま生まれてくるので，閉じることを教えないといけないのだそうです．この話を聞いた際に，わが家の子どもたちのアルバムをひっくり返して調べてみたのですが，上の子の口唇は生後すぐから閉じていて，下の子の口唇は開いていました**（図5）**．いつの間にか下の子も口唇を閉じるようになっていましたが，生まれたときから口唇を閉じている子，開いていても自然に閉じる子，そして，ずっと開いたままでいる子の差はどこにあるのでしょうか？

当院に矯正相談に来院する子どものほとんどの口唇が開いていると言っても過言ではありません．口唇が開いていると，通常は上顎に収まっているはずの舌の位置が低くなります．安静時での舌の位置が正しくないために，歯並びが悪くなったり，顎の成長方向が変わったりすることがありますし，さらに，口唇がいつも開いている場合にはまちがった飲み込み方になってしまうので，その飲み込み方が，歯並びを崩す原因になることもあります

「うちの子は鼻づまりがひどいので，鼻呼吸は無理なんです」と言われることがありますが，耳鼻咽喉科の先生によると，逆に「鼻に新鮮な空気を送り込まれないので，鼻がつまりやすくなる」そうです．

もともと，口呼吸は鼻がつまった際の緊急処置としてあるべきものなのですが，鼻がつまりやすい子どもたちは，鼻がつまっていなくても口呼吸のほうが楽なので，恒常的に口呼吸をするようになってしまいやすいのです．

お子さんの口唇が開いていることに気づいていないお母さん方も多いので，今一度，お子さんの口唇がしっかり閉じているかどうかを確認してください**（図6）**．

大きくポカンと開いていても，少しだけうっすら開いていても同じです．口唇はしっかりシールされて，鼻呼吸をしなければならないのです．「口呼吸でも，鼻呼吸でも好きなほうでいいよ」というものではありません．

口唇を開けてクチャクチャ音をたてて食べている子どもには，お行儀が悪いからというのでなく，正しい口の機能の発達のために，しっかり口唇を閉じ，奥歯でしっかり噛んで食べることを教えてください．

幼い頃から，しっかり口唇を閉じておくことの大切さを知っておいてください．

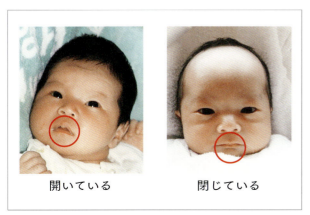

図5　生後間もない赤ちゃんの口唇．

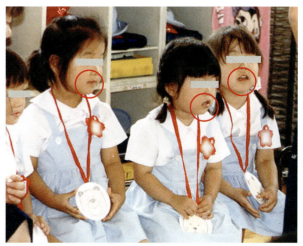

図6　口唇が閉じている子もいない子もいる．

その5 口唇閉鎖不全は，ほかにもこんな問題が

　口唇が開いたままでは，正しい舌の位置，正しい飲み込み方の習得が難しいことを前項で記しましたが，ほかにもさまざまな問題を生じます．

　一つひとつ説明していきます．これらの問題から口唇閉鎖ができていないことを確認することもできます．

1歯肉炎：口唇が開いている部分だけ，赤く，腫れぼったくなっています．奥歯の歯肉はピンク色で引き締まっているのと比較すると，一目瞭然にその差がわかります（図7-1）．

2むし歯：前歯にむし歯がたくさんできる場合には，口唇閉鎖不全が原因であることを疑います．唾液が乾燥して，唾液のむし歯予防作用が働かないために，前歯にだけむし歯ができてしまうのです（図7-2）．

3歯の着色：前歯の一部に着色がある場合，口唇閉鎖ができていないと考えます．湯呑茶碗でお茶を飲んだ後，さっとゆすぐだけで湯呑茶碗はきれいになるのに対し，一晩放置した場合には，しっかりこすらなければお茶の痕が残るのと同じです．口唇閉鎖ができていないと，歯の表面が乾燥し湯呑茶碗のように着色してしまうのです（図7-3）．

4口唇の荒れ：口唇閉鎖ができていない子どもの口唇はカサカサして荒れています．冬場にとくにひどくなります（図7-4）．

5鼻づまり：鼻に新鮮な空気が送り込まれないと鼻の粘膜が厚くなり，より一層鼻づまりが悪化します．

6上気道感染：鼻腔を介さず，口から直接細菌を吸い込むので，感染しやすくなるのは当然です．

7相手に与える印象が悪くなる：子どもたちには，「口唇を閉じるだけで，勉強しなくても賢く見えるよ！　得だよ！」とプラス思考で教えます．

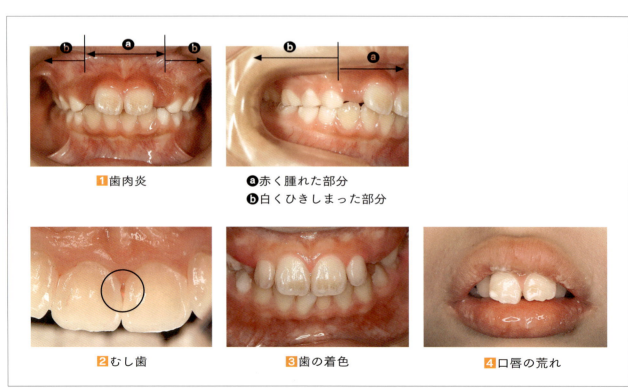

図7　口唇を開いていると，ほかにもこんな問題が．

正しい舌の位置とまちがった舌の位置

　口唇が開いていると舌の正しい位置や飲み込み方は望めないと記しましたが，舌の正しい位置や飲み込み方について考えたこともないというのが普通だと思います．ここで，舌の正しい位置とまちがった位置，正しい飲み込み方とまちがった飲み込み方について学んでおきましょう．

　舌は通常，上顎の中にすっぽり収まっています．舌の先は上の前歯の少し後ろ，そして，舌背（舌の背中の部分）は重力に逆らって，上顎にペタッと付いている状態が舌の正しい位置なのです**（図8）**．当院を受診された成人患者さんにその話をすると，「本当ですか？ 知らなかった！」と驚かれる方が多いのですが，歯並びが悪い方のほとんどが，この舌の位置がまちがっているからなのです．フーセンガムを膨らませる前には，ガムを上顎に押し付けてペタンコにしますね．そんな感じで，舌はつねに上顎に当たっていなければならないのです．それなのに，つねに舌が下に落ちていたり，歯と歯の間に挟んだりしていると，歯並びが悪くなる原因の一つになってしまいます．口の機能は未熟なままで，赤ちゃんは生まれてくることは前述しました**（Chapter1，その3）**が，この舌を持ち上げる力は乳幼児期に培われるとされ，この時期に口呼吸をしていると，舌を上に挙げておくことが難しくなってしまいます．口唇は開いているが，舌は正しい位置にある人を見たことはありません．

　舌の位置をチェックすることは難しいかもしれませんが，少なくとも，子どもの口唇がしっかり閉じているかどうかを見てあげてください**（Chapter1，その4）**．口唇はきちっと閉じられていることが大切で，ほんの少し開いているだけでも，それは大きく開いていることと変わりがないので，しっかり見てあげてください．

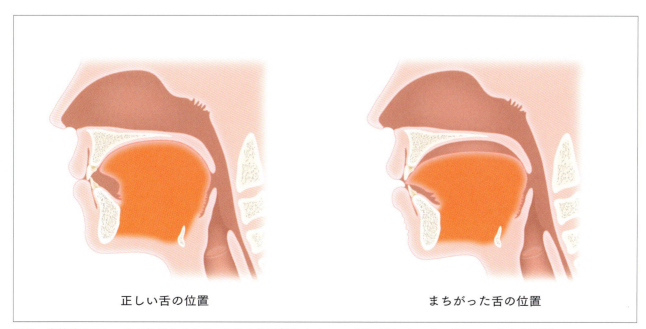

図8　安静時の正しい舌の位置とまちがった舌の位置（"Techniques of Oral Myofunctional Therapy" より改変）．

その7　正しい飲み込み方とまちがった飲み込み方

　前項では正しい舌の位置について記しましたが，本項では正しい飲み込み方について記します．飲み物や食べ物を飲み込むことを"嚥下"といいます．舌の位置がどうなっているかなど考えたこともないのと同様，どのように嚥下しているかあまり考えることはないと思います．

　正しい嚥下では，食べ物はしっかり噛んだ後，舌の上に集められ，上顎に押し付けられるようにして，のどの奥へ送られていきます**(図9)**．そのときには，口唇の力は使わず，舌を上顎にだけ押し付けて嚥下します．まちがった嚥下をする患者さんは，口唇を開けたまま食べ物を噛んでいることが多く，嚥下の際には，口唇を強く緊張させ上下の歯の間に舌を挟んだり，歯の裏側を舌で押したりしてしまうのです．

　ヒトは食べ物や飲み物だけでなく，1日に約1.5ℓの唾液を，無意識のうちに600〜2,000回で嚥下しているそうです．「嚥下の際の力は咬合に影響しない」という説もありますが，まちがった舌の動きで歯に何度も不要な力をかけてしまうと，歯並びが悪くなってしまうということは容易に推察されます．当院を訪れる患者さんには，この問題を持っている方が少なくありません．なかには，嚥下の問題さえなければ矯正治療を受けなくてもよかったのに，と思われるような患者さんもいます．まちがった嚥下を覚えてしまう原因は明らかにはなっていませんが，幼いときの口呼吸や指しゃぶりが原因になっている場合もあると言われています．

　前述したように，口の機能が未熟な状態で生まれてきた赤ちゃんが正しい嚥下の機能を習得していくためには，口唇をしっかり閉じて鼻で息をすること**(Chapter 1，その4)**，食事の際には口唇を閉じて奥歯でしっかり噛むこと**(Chapter 2，その4)**，指しゃぶりをあまり長期間続けないこと**(Chapter 3，その1)** などが大切です．

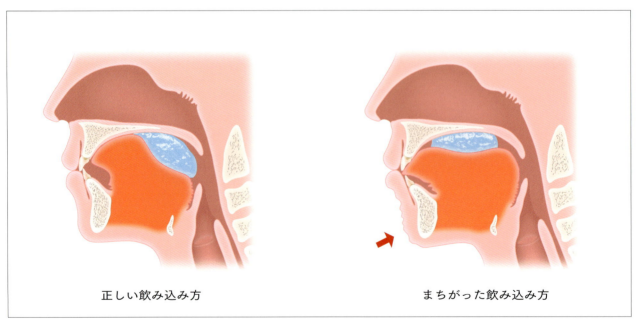

正しい飲み込み方　　　　　　　　　　　まちがった飲み込み方

図9　正しい飲み込み方とまちがった飲み込み方（"Techniques of Oral Myofunctional Therapy" より改変）．

Chapter * 2

育児環境を
見直そう

★不正咬合の後天的要因のひとつに，育児環境の
　悪化があるのでは？　と思われることがあります．
　お母さん方に整えていただきたい育児環境とは
　何かをお伝えします．

その1　動物の子育てに学ぶ

　Chapter 1，その3で，動物の赤ちゃんは形態や機能が未熟なまま生まれてきて，その後成熟していくことを再認識してほしいと記しました．卵からかえったり，母親のお腹から出てきたりしてから，走り方や泳ぎ方，そして大切な餌の採り方を習得して独り立ちしていくのです．

　動物の子育ての話は，よくテレビで取り上げられています．チリの断崖絶壁に巣を作るイワトビペンギンの話が放映されたことがあります．卵からふ化したペンギンの雛は，岩場の巣穴で親を待ち，親ペンギンは海で採った餌を巣まで運び，口を開けて待つ雛に吐き戻して与えるそうです．

　それが，ある程度成長すると，親ペンギンはいつものようには餌を与えずに，巣穴の外へ雛を誘い出し，さらに上の岩場へと先に立って登っていくのです．子ペンギンは親ペンギンの後を一生懸命ついていきます．初めてなので親ペンギンのようにはうまく登れず何度も何度も転びながら滑り落ちながらも，何とかついていき，ある程度登ったところで，ようやく餌をもらいます．こうして子ペンギンの体は鍛えられ，自分で餌を採る力を身につけていくそうです．

　ゴマフアザラシのお母さんも，生まれたばかりの赤ちゃんを海に突き落として，泳ぎを教えるそうです．陸に上がりたがる赤ちゃんの前に，立ちはだかるかのように自分の体を入れて海に戻し，敵から逃げる力がつくまで泳がせて，ちゃんと泳げるようになった後に，ようやくおっぱいを与えるそうです．

　人間も動物の一種なのですから，形態と機能がしっかり育つまでは，しっかり体をつくることを忘れてはならないと思うのです．文明が発達した今日，人間は動物であることを忘れかけているような気がします．でも，それを忘れてはたくましい子どもに育つことができないのは当然ではないでしょうか？

　人間は動物の一種であることを再認識し，形態と機能がしっかり育つ環境を，ときには厳しく整えてあげることが重要です．

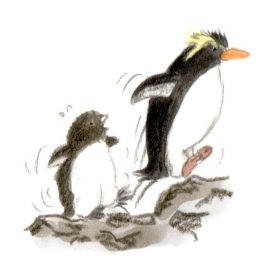

その2　外遊びで体づくり

　形態と機能をしっかり育ててくれるのが，"外遊び"だと考えています．

　最近は，遊び場が減ってきていること，コンピュータゲームが流行していること，ケガを過剰に心配してしまうこと，「お受験」が幼少のころから始まることなどから，外で遊ぶ子の姿を見かけることが少なくなってきたように感じられます．

　子どもにとっての"外遊び"は，単なる遊びではなく体を鍛えることなのです．実は，私は幼稚園児の頃までは都会に住んでいて，家の中で遊ぶのが好きな子どもでした．でも，父の転勤にともない地方の小さな海辺の町に住むようになり，友だちと遅くまで海岸で遊んだり，松の木に登ったりしているうちに，すっかり運動の大好きなたくましい子どもに変身していました．今でも学会発表や原稿の締め切り前に，徹夜に近い状態を何日続けても，私の体がビクともしないのは，子どものときに鍛えたお蔭と思っています．

　キリンのお母さんはライオンから逃れるために，赤ちゃんが生まれるとすぐに立ち上がって走ることを教え，小鳥のお母さんは巣から子どもを突き落として，飛ぶことを教えます．人間も動物なのです．健康に生き抜くためにはまず，成長発育期にしっかりした体をつくることが重要です．外で遊ぶことは単なるお遊びではなく，子どもにとっては大切な体づくりなのです．人間は動物の一種であることを再認識し，まずは体がしっかりでき上がるよう，子どもたちの体を鍛えてあげてほしいのです．外遊びが少なく勉強やコンピュータゲームばかりでは，子どもたちのたくましい体は望めません．現実の環境は厳しいけれども，あきらめないでがんばってほしいと思います．

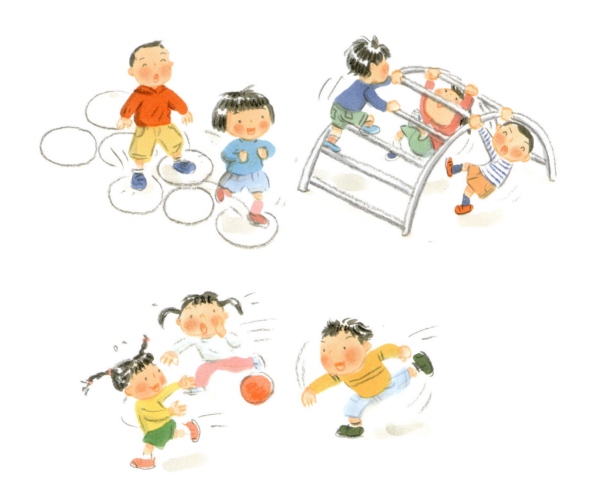

その3　子どもの姿勢を見直して

　最近，姿勢の良い子どもをみつけるのが難しくなってきたように感じています．街を歩いていても，学校歯科医として子どもたちを前に話をしていても，姿勢が悪い子どもたちをよく見かけます．当院での初診相談の際にも，座って話を始めるやいなや，頬杖をついてしまう子どももいます．

　時代劇などで幼い男の子が正座をし，「父上のお役に立ちとうございます」などと言っているシーンを見ると，あの姿勢の良い日本男児はどこへ行ってしまったのだろうと，悲しくなってしまいます．

　かつて畳での生活が中心であった日本には，正座という習慣があり，食事のときには当たり前のように正座をしていました．親に叱られるときにも，いつも正座を命ぜられていた記憶があります．以前は，学校の教室でも授業中に姿勢が悪いと叱られ，運動場での整列の際にも，姿勢は厳しく注意されましたが，今ではそうしたことはほとんどないようです．

　「反対咬合を治療する予定だった子が，剣道を習うようになって反対咬合が治ってしまった」という例があるそうです．剣道では正座して姿勢を正すことが問われます（**図1**）．顎を引き，背筋を伸ばし，口唇をしっかり結んで鼻で息をする．そんな剣道場でのような姿勢で毎日を過ごすようになれば，変化があるのは頷けます．

　コンピュータゲームで遊ぶ機会が増えてしまっていることも原因の1つと考えられます．ゲームに夢中になっていると，どうしても前かがみになります．

正しい口の機能を獲得するためのレッスン（口腔筋機能療法，myofunctional therapy：MFT）があるのですが，そのレッスンを受けなくてはいけない子どもたちのほとんどが，「前肩，前首，前顎」と言われています．ゲームをするときには姿勢に気をつけたいですね．

　もう一つ，子どもたちの姿勢が悪くなる原因として，筋力の低下が挙げられます．50歳を過ぎる頃，筋力が衰えると背中が曲がってくるのと同様に，子どもたちにも姿勢を維持するだけの筋力が不足しているように感じられます．その原因に，幼児期の運動量が少ないことが挙げられると思います．外遊びが減り，移動は車，バギー，ショッピングカートと，幼児が歩いている姿をほとんどみかけません．

　体がつくられつつある成長期に姿勢が悪いと，歯並びだけではなく，他の部分にも悪影響を及ぼしても不思議はないと思われます．

　Chapter 1，その4の図6を見ると，口唇を閉じている子は姿勢が良く，開いている子は姿勢が悪いことがわかります．姿勢が良くて口唇が開いている子を見たことがありません．背筋をピーンと伸ばして姿勢よく！　今一度，子どもたちの姿勢を見直してあげてください．しつけといった観点からだけではなく，子どもの体の健全な成長発育のために，正しい姿勢はとても大切であるということを知っておいてください．

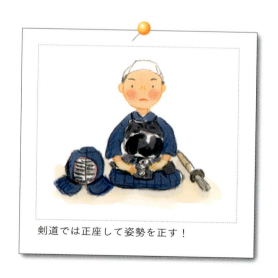

剣道では正座して姿勢を正す！

図1　正座の習慣がなくなった今日だが….

その4　食べ物・食べ方を見直そう

1 未開の地の人びとの食生活から学ぼう

　米国の学者 Weston A. Price 先生は，1945年に，"Nutrition and Physical Degeneration" という本を出版しました．世界中の未開の地を巡り，人びとの歯の状態の調査を行った結果をまとめた書物です．オーストラリアの原住民アボリジニ，アラスカのエスキモー，アメリカ西部アマゾン奥地のインディアン，南太平洋に浮かぶ島々のメラネシア人，ポリネシア人，アフリカ大陸のさまざまな種族の人びとなど，世界各地から得た Price 先生の結論は，「文明食が身体の退化をもたらした」ということでした．

　「未開の地，それも奥地に住む原住民の顎はしっかりしていて，歯並びもとても良い状態であるのに対し，都市に近くて文明が入り込んでしまった地域では，むし歯のある子どもや歯並びの悪い子どもが増えてきているという現象が，どの地域でも同様に観察された」という膨大な調査結果が，写真とともに掲載されているのです（**図2**）．

　私はこの本（大阪府豊中市の故 片山恒夫 先生の翻訳による日本語版，『食生活と身体の退化』豊歯会刊行部．1978年）にめぐり会ったとき，「人間は動物の一種であり，もともと不正咬合はなかったはず」とあらためて思いました．

　未開の地の人びととは，動物を捕らえてほとんどそのまま食べていたのに対し，加工食品，ファストフードなど，文明の発達により安易に空腹を満たせる食事が氾濫している現代では，もはや，しっかりした顎骨や強靭な筋肉は不要になり，不正咬合が増えても仕方がないような状況になってしまっているような気がします．

　以前から「しっかり噛んで！」「よく噛んで」ということは言い続けられてきたにもかかわらず，しっかりよく噛めていない子どもたちが増えているようです．子どもの歯が生えそろう2歳半ぐらいになったら，少しずつしっかり噛むことを心掛けるようにしましょう．

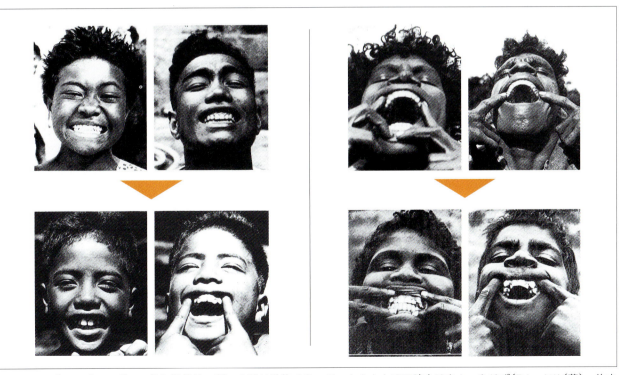

図2　アマゾンのジャングルに住む原住民の例．人間は動物であって，もともと不正咬合はなかったはず（Price WA（著），片山恒夫（訳）．食生活と身体の退化．大阪：豊歯会刊行部，1978．より引用）．

しっかり噛むといっても，固いおかきや氷を噛み砕くイメージではなく，噛みごたえのあるものをギュッギュッと噛んで飲み込みやすくすることをイメージしてみましょう．イカ，タコ，アサリなどが良い食品例です．クラムチャウダーやシーフードのパスタなど，子どもたちも喜んで食べるのではないでしょうか？

「噛みごたえのあるものは子どもが嫌がって食べないんです」とよく耳にしますが，お腹がすいていれば子どもは何でも食べるはずです．ミンチ肉や軟らかい肉ばかりを食べるのでなく，ときには骨付き肉にかじりついてほしい，ときには未開の地の人たちの食事を見習って，食事で口の機能を発達させることの重要性を再認識して，食材を選んでください．

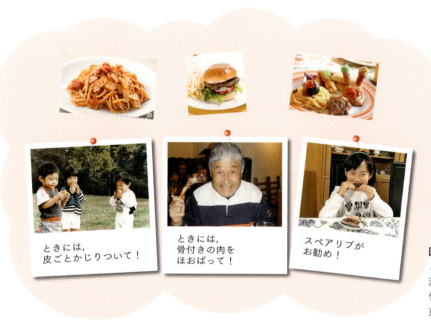
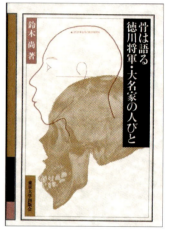

図3　軟らかいものばかり食されていたとされる徳川時代後期の将軍の歯はすり減っておらず，顎は華奢だった（鈴木尚．骨は語る　徳川将軍・大名家の人びと．東京：東京大学出版会，1985．より）．

2 徳川将軍の骨からも学んでしっかり噛んで

人類学者が徳川将軍の骨を調べた結果をまとめた書物には，「上下のあごの発達が悪いため，歯並びが甚だ悪い．歯はすり減っておらず，ほとんど噛む必要がない軟らかいものを食べていたと推測される．」とあります．

食べ物をあまり噛まずに飲み物で流し込んでいる子は，顎の骨や筋肉が発達せず，細面（ほそおもて）で，華奢な顎をした顔になりやすくなります（図3）．顎関節も弱々しくなり，ちょっとしたことで，すぐに顎関節症になる可能性が高くなります．もちろん遺伝的要素もありますが，環境も成長発育に大きな影響を与えます．

顎の骨や筋肉や関節の発育も，足腰の発育と同じです．車やエレベーター，エスカレーターばかり利用して，あまり歩かず足腰を鍛えないでいると，骨折しやすい弱い足腰になってしまうように，しっかり噛まないでひ弱に成長した顎は問題を起こしやすいのです．

さらに，子どもにガムトレーニングをさせると下の奥歯が起き上がってきて，歯列の幅が広くなったという研究結果も出ています．ガタガタの歯並びの予防につながる可能性があります．

3 飲み物は置かずに自分の唾液で

しっかり噛むことと食事中の飲み物には密接な関係があります．

「食事中に，食卓に飲み物を置いていませんか？」と尋ねると，「お茶を置いていますが，それが何か…？」と不思議そうな顔をするお母さん方が結構おられます．食事中に飲み物があると，あまり噛まずに流し込んでしまう癖がついてしまいやすいのです．「そう言われてみると，頻繁にお茶を飲んでいます．あまり噛んでいないようです」と驚かれます．

歯並びから少し外れますが，ほかにも紹介しておきたいメリットが細菌の繁殖を抑える作用です．唾液中には，免疫物質や抗菌物質が含まれており，食べ物に病原菌が存在した場合でも，しっかり噛むことで，感染を食い止めることができるのです．

太平洋戦争終結直後，劣悪な衛生環境の収容所で，帰国を待つ兵士たちの間にコレラが蔓延しそうになったことがあったそうです．その際，ある軍医が「食事はよく噛んで食べ，食後20分間は水分を摂らない」ことを提唱，全員が守り抜いた結果，全員無事に帰国できたそうです．唾液としっかり噛むことが，感染から兵士を守った例とされています．

万が一，学校給食にO-157が入り込んだとしても，よく噛めば，感染を防げる可能性もあるのです．

日頃からよく噛んで食べる習慣のある子どもと，飲み物で流し込んで食べている子どもとでは，感染の状況が異なるかもしれません．

ほかにも，しっかり噛んで食べることでメタボリックシンドロームが改善される，脳の働きが活性化される，精神を安定させるといった報告もあります．食事中の飲み物をやめ，しっかり噛み，唾液の作用を十分に生かす食事をしましょう．

4 足がきちんと床（または台）につくように

2，3歳ぐらいまでは，子ども用のチェアを利用していても，それ以上の年齢になると大人と同じ椅子に座り，足が宙ぶらりんの状態で食事をしている子どもが多いのではないでしょうか？　お年寄りの食事を介護する場合にもよく言われることですが，足をしっかり床につけて，姿勢よく食べることが大切です．足が届かない場合には，足置きの台を用意してあげましょう．

5 口唇をしっかり閉じて食べているかどうかもチェックしよう

「よくこぼす」「口唇の周りに食べかすがついてしまう」のは危険サインです．口呼吸の子どもは食べ

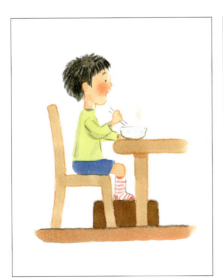

4 足がきちんと床（台）につくように

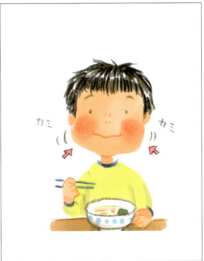

5 口唇をしっかり閉じて

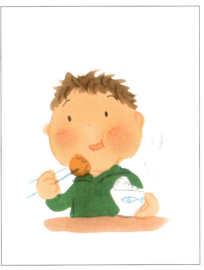

6 両側の奥歯で噛んで

るときも口唇を開いていて，クチャクチャと音をたてて食べています．しっかりと口唇を閉じて噛むようにしましょう．

❻両側の奥歯で噛んで

子どもたちは，むし歯があったり生え替わりの歯があると，それらを避けて噛もうとします．すると，そのときだけでなくついつい癖になり，むし歯や生え替わりの問題がなくなった後も，ずっと同じ側ばかりで噛んでしまっている子がいます．そうすると，顔の非対称につながってしまうことがあるのです．

にっこり笑うと，片方の口角が上がり，顔の非対称が強調されていませんか？　上がっている方が，いつも噛んでいる側です．頬の筋肉も，より盛り上がります．放置すれば，顔の骨の形まで左右非対称となり，咬み合わせがずれてくることもあります．さらに，顔の非対称は，顎関節症の問題に発展してしまうことすらあります．

思春期成長期を過ぎた高校生になって，「いつからこの子の顔はこんなにゆがんだの？」と非対称に気づく場合もありますが，その場合でも，幼い頃の写真をそういう目でよく見直してみると，「子どもの頃から少し非対称があった」と驚くことがよくあります．

片側ばかりで噛むことによって顔の非対称が生じることがないように，お子さんが片側ばかりで噛んでいないか，ときどきチェックしてあげてください．

今，食事の大切さが見直されています．家族みんな揃って，テレビを消して，姿勢よく，口唇を閉じて，奥歯でしっかり噛んで食べましょう**（図4）**．

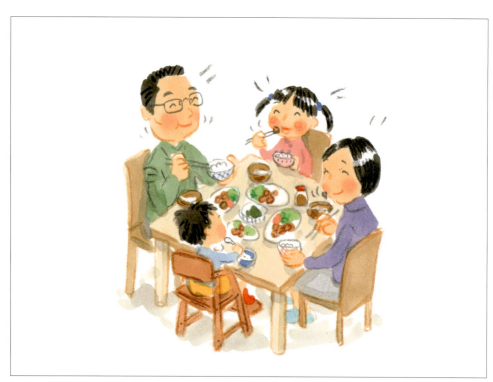

図4　1日3回×365日×？年の差は将来大きな違いとなるだろう．

Chapter * 3

こんな癖
ありますんか？

★思わぬ癖が，お子さんの顔や歯列の発育をゆがめることがあります．早く気づいてあげてください．

その1　癖のチェックをしよう：指しゃぶり，おしゃぶり

　指しゃぶり，おしゃぶりは歯並びに悪影響を与えるので，やめさせなければいけないということをご存じの方も多いと思います．ただ，赤ちゃんは母親の胎内で指しゃぶりをしていることもあるのが知られており，1～2歳までの指しゃぶりは，離乳のための準備で自然な行動とも言われているので，この期間にはとくに心配する必要はありません（**図1**）．

　しかし，乳歯が生え揃う2歳半ぐらいからは，やめる方向へもっていきたいものです．指しゃぶりを長く続けていると，舌や口唇を歯と歯の間に挿入する癖につながり，出っ歯や開咬（奥歯は咬んでいるが，上下の前歯が当たらない状態）になってしまいます．重篤になると，外科的矯正治療（手術併用の大がかりな矯正治療）が必要となってしまう場合もありますので，注意してください．

　しかし，「指が大好きで吸っているのを急にやめさせるのは難しい」ことを理解し，子どもの気持ちに寄り添っていろいろと工夫しながら，焦らずゆっくりアプローチすることも大切です．

　一日中指を吸わなかったら，カレンダーにご褒美シールを貼ってあげたり，寝つくまでの間，手を握ってあげたりするのもいいでしょう．マニキュアのように爪に塗って指しゃぶりをやめるための苦い薬は，無意識に口に手が入るのを防いでくれます．筋機能療法士のZickefoose先生は，手袋に刺繍をしてかわいい指人形を作り，「指さん，今夜は私のお口の中に入ってこないでね」とお願いしてから寝るよう教えています（**図2**）．「悪いのは子ども自身じゃない，勝手に入ってくる指が悪い」というイメージを教えてあげると，子どもの気持ちも楽になるでしょう．

　ただ，指しゃぶりやおしゃぶりをどうしてもやめさせることが難しくて，結果的に歯並びが悪くなってしまったとしても，「やるだけのことはやった．仕方がないね．矯正すればいいからね」と明るくやり過ごす心のゆとりをもつことも必要でしょう．親子関係が暗くなるぐらいなら，矯正治療を選んだほうが良い場合もあるかもしれません．子育てを楽しく！を忘れないことが大切です．

　長時間のおしゃぶりも開咬の原因となります．公共の場で周囲に迷惑をかけたくないときにだけ，短時間おしゃぶりを使用するのは問題ありません．賢く使ってあげてください．

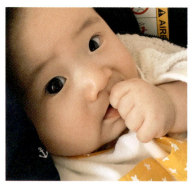

図1　0歳児の指しゃぶり．

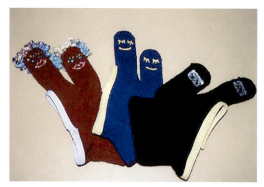

図2　口腔筋機能療法士Zickefoose先生手作りの，手袋で作った指しゃぶり防止のための指人形（井上裕子．子どもの不正咬合．東京：クインテッセンス出版，2009．より引用）．

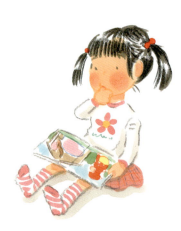

その2　癖のチェックをしよう：寝方

　毎晩のお子さんの寝方が，歯並びに影響を与えることもあるということをご存じでしょうか？

　たとえば，初診相談に来院した子どもの顔の左半分が右に比べ小さいことに気づいた際に，「お子さんはいつも左を下にして寝ていませんか？」とお母さんに尋ねると，「どうしてわかるんですか？　私が左側に寝ているので，いつも左を向いて寝ています」と驚かれることがしばしばです．お母さんが左側に寝ているので，いつも左側を向いて寝る子どもは，頭の重みが顔の左側にかかり続けるので顔の左半分が小さくなってしまうのです**（図3）**．顔の小さい側は歯列の幅も小さくなっています．姉がいつも妹の右，妹が姉の左に向き合うように寝ていたため，姉は左側が小さく，妹は右側が小さいという例もありました．ベッドが壁際にある場合には壁に背を向け，壁と反対側を下にして寝ていることが多くなるようです．

　また，うつぶせ寝も大きな問題を起こすことがあります．顔のゆがみです．うつぶせ寝の子どもは，いつも同じ側を下にして寝ているのがほとんどで，下顎がずれ，顔および歯列がゆがんで非対称となります．

　扁桃腺が大きい場合，気道（息が通る道）が狭くなっているため，仰向けになると舌がのどのほうに落ちて気道をふさいでしまうので，どうしても横向きやうつぶせで寝ざるをえなくなります．扁桃腺肥大が著しいときは，十分な睡眠（眠りの深さ）を確保してあげるためにも，摘出したほうが良い場合もあります．「扁桃腺を切ってからは寝相が良くなり，すやすや眠るようになった」という例も多く経験しています．

　Chapter 2，その4 ⑥でも説明しましたが，顔の非対称は，思春期成長期に急激に悪化します．高校生になってから撮った写真で，顔のゆがみに初めて気がつくということがありますが，幼い頃の写真をよく見ると，「子どもの頃から少しゆがんでいた」ことに気づくことが多いのです．身長が伸びる思春期成長期に，下顎の骨も伸びるので，顔の非対称が強調されるようになるからです．

　成人してから顔や歯列の非対称を治そうとすると，外科的矯正治療が必要となることがほとんどです．ささいな癖が原因で，大きな手術をしなければならなくなることほど愚かなことはありません．お子さんの顔の非対称に気づいていないお母さん方も多いのですが，まずは，お子さんの顔を正面からしっかり見て，顔の非対称がないかどうかをチェックし，寝方に癖がないか観察してあげてください．

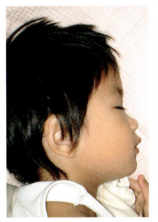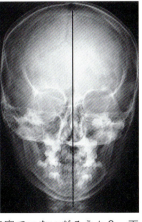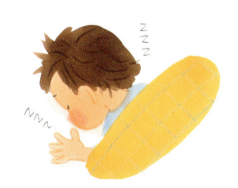

図3　同じ側ばかりを下にして寝ていないだろうか？　下になっている側が小さくなってしまう場合がある．

その3　癖のチェックをしよう：頬杖

　前項では，寝方が顔や歯列の成長発育に悪影響を与えることがあると記しましたが，似たような問題に頬杖があります（**図4**）．最近は小学校の低学年ぐらいから，頬杖をしている子をみかけます．

　頬杖も寝方と同様に，顔や歯列の形をゆがめてしまいます．歯はとてもきれいに並んでいるのに，下顎が左にずれて顔が曲がっていて，咬み合わせも左にずれて，左の顎が痛いと言って来院した患者さんがおられました．問診票に「頬杖の癖がある」と書かれていたので，「いつもどういうふうに，頬杖をしているの？」と聞いてみると，右手がすっと出てきて，顎の右下の部分に納まり，いかにも毎日こうしている，という状態を見せてくれました．

　確定はできないものの，この頬杖の癖が顔のゆがみ，顎の痛みの原因となった可能性もあることをお話しすると，お母さんは「もっと早く知っておきたかった」と本当に残念がっておられました．このような経験があったので，ここでこうしてお伝えしているのです．

　顔のゆがみを治そうとすると，矯正歯科治療だけでは治せないので，やはり外科的矯正治療が必要となります．また，顔のゆがみにともなって顎関節症（顎が痛くなったり口が開きにくくなったりする顎関節の病気）となることもあります．曲がっている内側の顎が問題を起こすことが多く，下顎頭（顎の関節の中に入り込んでいる下顎の先の部分）が変形したり，関節の中で座布団のような役割を担っている関節円板の位置がずれたり破れたりしてしまうのです．完全に治しきるのが難しい状態にさえなることがあります．たかが"頬杖"，されど"頬杖"なのです．

　座っているときの姿勢が悪いと，頭を重く感じて頬杖をしたくなります．「正しい歯並びの基本は正しい姿勢」にあることを前述（**Chapter 2，その3**）しましたが，座っているときの姿勢も大切です．授業中や自宅学習時に，頬杖をしていないかどうか，今一度確認してあげてください．

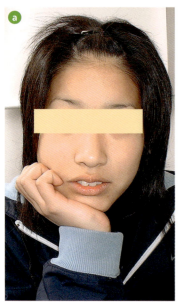
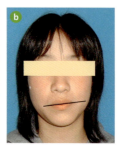
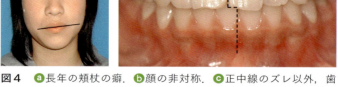

図4　ⓐ長年の頬杖の癖．ⓑ顔の非対称．ⓒ正中線のズレ以外，歯列にはほとんど問題はない．

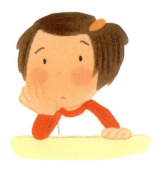

癖のチェックをしよう：爪かみ

　前項まで，さまざまな癖や習慣が，顔の成長発育や咬み合わせに悪影響を与えることがあるとお伝えしてきましたが，本項では「爪かみ」について記します．

　爪切りがいらないほど爪を噛んでいる子どもたちをときどき見かけます．爪かみが直接歯並びに大きな影響を与えるわけではありませんが，顎関節に悪い影響を与えることがあります．

　爪かみをすると，なぜ顎関節に悪いのでしょう？　私たちは三度の食事に間食の時間を加えても，そう長い時間噛んでいるわけではありません．硬いものを噛んでいる時間となると，もっと短くなります．**図5**のように，顎関節は関節窩（頭の骨の下の部分のくぼみの部分）に，下顎頭（下顎の骨の先の丸くなっている部分）が入り込んだ構造になっており，その間には関節円板というクッションが入っています．ものを噛んだときには，この顎関節の特殊な構造がかなり強い力に対応していますが，噛んでいないときは，上下の歯の間には少し隙間がある状態で，顎関節にも隙間ができてリラックスした状態になっています．

　でも，爪かみをしているとどうでしょうか？　爪はかなり硬いものです．そして，爪かみをしている人は食事の時間の何倍もの時間噛んでいると思われます．そうすると，顎関節にかかる負担がかなり大きくなっていることが推測できます．爪かみをしている人みなが顎関節症になるわけではありませんが，爪かみは顎関節に対して悪い方向に働くことに間違いありません．

　自分で自分の顎を悪くするのは残念なことです．当院を受診する子どもたちも，なぜ爪かみがいけないのかがわかると，すぐにやめてくれることがほとんどです．理由を話してあげてください．

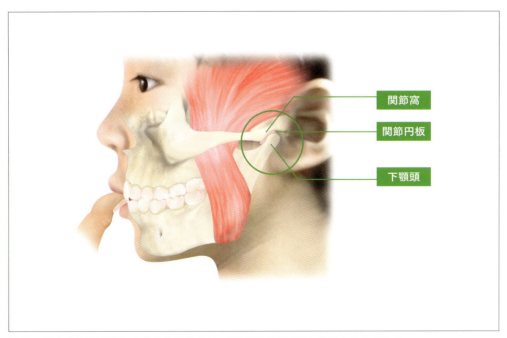

図5　爪かみは顎関節に大きな負担をかけ，顎関節症の原因になるおそれがある．

まとめ：予防は治療に優る

　このChapter 3の終わりに「予防は治療に優る」という言葉を，もう一度確認したいと思います．「悪くなってから治療するのではなく，予防することが大切」ということを呼びかけた言葉です．矯正歯科医としての経験が長くなればなるほど，この言葉の重みを感じています．

　不正咬合の予防のキーポイントを**表1**にまとめて示します．

　ちょっとした知識がなかったばかりに，不正咬合になり，矯正治療が必要になってしまうのはとても残念なことです．遺伝的要因はやむをえませんが，**表1**をチェックしてお子さんを不正咬合から守ってあげてください．

表1　不正咬合の予防のキーポイント

❶姿勢を良くしましょう	正しい姿勢は，すべての成長発育にとても重要です．
❷口唇を閉じて，鼻呼吸しましょう	口唇を開いていると，正しい口の機能の発達が妨げられ，不正咬合になりやすくなります．むし歯や歯周病にもなりやすくなります．お子さんが何かに夢中になっているとき，口元をチェックしてみてください．
❸指しゃぶりやおしゃぶりを長く続けると，不正咬合の原因となります	お子さんの気持ちを大切にしながら，やめさせる工夫をしてあげてください．
❹顔の非対称をまねいてしまう癖に気をつけましょう	ときには，お子さんの顔をまっすぐ見てチェックしてください．同じ方ばかりを下にして寝たり，頬杖をついたり，片方ばかりで噛んだりしていないか，注意してあげてください．
❺しっかり噛んで食べましょう．食事中の飲み物をやめ，自分の唾液を出して噛むことが大切です	顎の発育のためだけでなく，唾液には抗菌作用など，体を守る多くの作用があるからです．口唇を閉じて両方の奥歯で噛む，足をちゃんと床につけて姿勢良く食べる，という基本を守りましょう．ベビーチェアをやめて，大人と同じイスに座るときには，足台を用意してあげてください．

Chapter * 4

矯正歯科治療を始める前に，知っておいてほしいこと

★お子さんの歯並びが心配になった場合，あるいは，矯正歯科治療の開始を勧められた場合に，役立つ知識をお伝えします．

その1　子どもたちに安全・安心な矯正歯科治療を

　お子さんには，安全・安心な矯正歯科治療を受けさせてあげたいものです．矯正治療はとかく，歯をきれいに並べるだけのもの，ルックスをよくするためのもの，とイメージされがちです．確かに，命を救う救命救急や心臓外科などの医療とは180度離れたところに存在するかもしれません．

　しかし，命の存続には関係はなくても，矯正治療の成否は，お子さんのその後の歯，ひいては全身の健康に，そして心の健康に大きな影響を与える医療であることを再認識していただきたいと思います．ひとつ間違えると，お子さんの成長発育をさらにゆがめてしまったり，ただ，お子さんに負担を強いるだけになったりしかねないというリスクをはらんでいることを知っておいてください．

　また，矯正治療は奥が深く，一筋縄ではいかないとても難しい医療なのです．とくに，子どもの矯正治療は，用いる装置が比較的簡単で，高度な技術や経験がなくても扱えるために容易に思われがちですが，実は成長発育が絡んでいたり，舌や口唇の習癖で装置の効果に影響が出たり，さらには真の治療結果が出るのに10年以上かかったりと，むしろ成人の矯正治療よりも難しい点も多いのです．

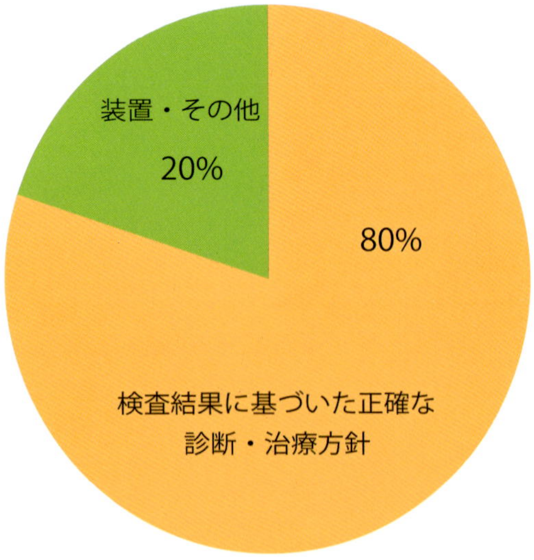

　矯正治療の成否の80％は，検査結果に基づいた正確な診断および治療方針の決定が握ると言われています（**図1**）．ただ単に，「歯が並びそうにないから顎を拡げましょう．」「受け口だから，この装置をいれてみましょう．」といった検査も診断もない治療では，たまたま治る場合もあるかもしれませんが，そうでない場合も多いのです．あるいは，そのときには治ったかのように見えても，その後また問題が生じてくる場合もあるのです．

　安全・安心な矯正治療は，検査結果を基に正確な診断および治療方針を決定し，どのような装置をいつどう使って治療していくのか，いつどういう状態で終了できることを目標としているのかをきちんと理解することから始まります．成長発育が絡む場合には，すべてを予測しきることはできないので，どんな場合が想定されるのか，その場合にはどう対応するかもきちんと理解して開始するようにしてください．

　もうひとつ付け加えておきたいのが，費用についてです．初めに支払う金額が，いつまでのものなのか，どういう状態にしてもらえるまでのものなのかを確認してください．1つの装置で治療を開始し，「これ以上は無理です．終わりです．」と言われ，やむをえず転医する場合，次の先生にとっては初診患者さんですので，原則として，一からの費用になってしまいます．前の先生のところで治療が進むどころか，一層難しい状態になっている場合もあり，苦慮することがしばしばです．

　矯正専門医のほとんどは，一期治療（早期治療）で治しきれなかった場合には，二期治療（仕上げ治療）あるいは外科的矯正治療で対応できます．しかし，そうではない先生のところで，うまく治らなかった場合，その費用は一部返却してもらえるのか？また，転居する場合にはどうなるのか？など，いろいろな場合を想定して，費用に関しても納得してから開始するようにしましょう．費用のトラブルも増えているようですので注意が必要です．

図1　矯正歯科治療の成否の80％は正確な診断・治療方針で決まる．

その2　重要な問題点を発見し，難易度を見極めてもらうことが肝心

　幼稚園や学校の歯科健診で，歯並び・咬み合わせのチェックが当たり前のように行われるようになってきましたが，「子どもの矯正治療の必要性や難易度を見極めるのは，とても難しい．歯科医師による差が大きい．」ということを，知っておいていただきたいと思います．かなりの矯正治療の経験を積んだ先生とそうではない先生とでは診断，治療方針が異なるのです．経験を積んだ先生どうしでも，異なる場合もあります．

　たとえば，インフルエンザの場合には決まった検査キットのようなものがあり，反応の有無でインフルエンザかどうかとその型が決まります．結果はどの医師も同じでしょう．しかし，不正咬合の見極めは異なります．知識や経験の差によって，見極める力，診断，治療方針は大きく異なるのです．「インフルエンザとは違う．」ということをわかっておいてください．

　多くの方は，「前歯のガタガタを治すのが矯正治療」とイメージされているようです．「前歯がゆがんで生えてきました．前歯が並びきらないと思います．」と言ってお子さんを連れてこられます．しかし，前歯が並ばないことよりも，もっと重要な問題が隠れていることが多いことも，知っていただきたいと思います．また，むし歯にだけチェックが入っている学校健診の用紙を持っているお子さんに，歯並びの問題があることもしばしばです．奥歯が引っかかってちゃんと生えていない，咬み合わせがずれている，舌や口唇の使い方に問題があるなど，より重要な問題点を見抜くことが肝心なのです．

　骨格の問題も重要です．上顎が小さい，下顎が小さいといった場合には，成長のコントロールが必要となります．家を建てるときの土台や柱などの基礎工事のようなものです．それに対し，歯のガタガタを治すことは，壁紙を貼ったりドアをつけたりすることに当たります．壁紙やドアはいつでも対応できるけれども，基礎工事はそうはいきません．基礎工事のほうがより重要であることはおわかりいただけると思います**（図2）**．

　子どもの矯正治療は，その後の歯および全身の健康はもちろん，心の発達にも大きな影響を与える大切な医療です．ただ「前歯がきれいになればいい」あるいは「どこで治しても同じ」などと安易に考えないで，問題点や難易度をしっかり見極めてもらってから，治療を開始してください．

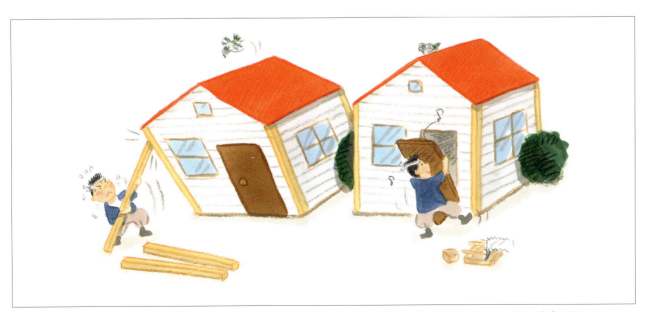

図2　壁紙を貼ったり，ドアをつけたりするのはいつでもできるが，基礎工事は初めが肝心．子どもの矯正治療も同じ．

その3　子どもの矯正歯科治療を理解するために全体の流れを知ろう

ここで改めて,「子どもの矯正歯科治療って何? どうして必要なのか?」を理解しておきましょう.

図3に従って説明します. まず, 通常は緑のラインのように永久歯の生え始めから正常な軌道を通って, 永久歯の正しい歯並び・咬み合わせにゴールインしていきます. しかし, 赤のラインのように軌道を外れ始めたら, 成長発育とともに, どんどん正常な軌道から外れていってしまいます. かなり悪くなってから正しい歯並び・咬み合わせに戻すことも, 今の矯正治療の技術をもってすれば, ほとんどの場合可能ですが, 抜歯の確率が高くなったり, 外科的矯正治療が必要となったりと治療が大掛かりになってきますし, すでに生じてしまった顎関節などの問題が残る場合もあります.

ですから,「そうならないうちに軌道修正をしましょう.」というのが一期治療です. 一期治療によって, そのまま軌道に乗ってしまう症例もありますし, 問題が残れば, 二期治療で解決していきます. たとえ二期治療が必要となったとしても, 放置していた場合よりも簡単な治療ですみます.

もう大人になっても大丈夫という安心できる歯並び・咬み合わせの状態になるのは, 高校を卒業する頃ですので, とても長いお付き合いになりますが, 子どもたちの負担はそれほどでもありません.

歯を積極的に動かして治療する期間を動的治療期間といい, 一期と二期の2つの動的治療期間を短くコンパクトにしてあげれば, その間の観察期間が長くても, 子どもたちは平気です. お稽古に通っているような感覚で楽しく続けてくれます. 観察期間では, 一期治療で移動した歯が後戻りしないか, 永久歯への交換が正しく進んでいるか, 新しい問題が起きていないかなどを, お子さんの成長発育に合わせてチェックしていきます.

子どもの矯正治療は, 大きな流れの中の一部であると理解してください. 子どもの矯正治療だけで終われる場合もありますが, 本当に安心できるのは, 大人とほぼ同じ高校卒業の頃ですので, 治ったように見えても観察だけは続けていくことが望まれます. 目先だけにとらわれず, 長い目で見ることが大切です.

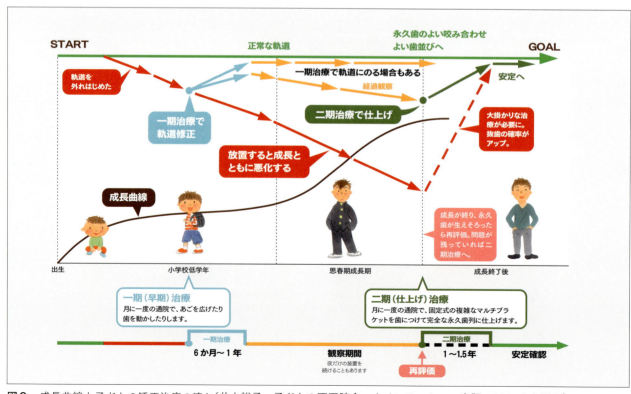

図3　成長曲線と子どもの矯正治療の流れ(井上裕子. 子どもの不正咬合. クインテッセンス出版, 2009より引用).

その4　一期治療が不可欠である症例とは？

　一期治療による軌道修正が不可欠である症例について，もう少し深く説明していきます．

　前頁の図3を少し改変したものが図4ですが，わかりやすく言えば，正常な軌道から遠ざかる角度が大きいほど，一期治療が重要な症例となります．角度が小さい場合，たとえば単純に歯が大きいだけで，上下の顎のアンバランスや顎のズレなどがない場合には，一期治療と二期治療に分けずに，しばらく待って一度に行ったほうが良い場合もあります．

　しかし，**表1**に記したような場合には思春期成長を終えてしまうと顎の成長のコントロールが難しくなったり，生えてこない歯を引っ張り出すのが難しくなったりするので，小学校低学年から治療を開始することをお勧めします．

　矯正歯科治療は保険が適用されないため，学校健診でのチェックを控えめにしている学校もあるようですが，おかしいなと思ったら一度，矯正相談だけでも受けてみてください．また，前述のように子どもの矯正治療に対する考え方や方法は，インフルエンザのように画一的ではないので，しっかり理解できない場合には複数の矯正歯科医の意見を聞いてみることをお勧めします．

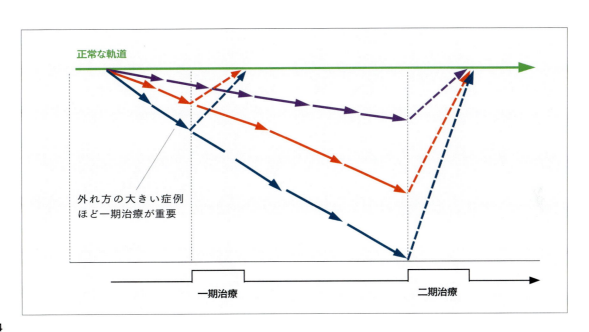

図4

表1　永久歯が生えそろうのを待たずに矯正歯科治療を開始したほうがよい場合

❶ 上顎前突（出っ歯）や下顎前突（反対咬合・受け口）など，上顎と下顎の大きさのアンバランスがある場合
❷ 顎偏位（下顎が左か右にずれてしまっている）の場合
❸ 指しゃぶりや誤った嚥下（飲み込み）など，毎日の悪習癖が原因となっている場合
❹ 左右のどちらか1本の歯の萌出が遅い場合
❺ 大臼歯（奥歯）が，手前の歯に引っかかって生えてこなかったり，鋏状咬合（上の歯が外側に，下の歯が内側に倒れこみ，すれ違った咬み合わせ）になったりしている場合
❻ 悪い歯並びや咬み合わせが原因で，歯肉が下がったり，顎関節に負担をかけたりしている場合

など

その5　矯正歯科治療はいつから始めればよい？

　お母さん方からの最も多い質問は，「矯正治療はいつから始めればいいですか？」ということでしょう．

　原則として小学校低学年をお勧めします．上の前歯2本，下の前歯4本ぐらいが永久歯に生え変わった頃，ぜひ相談してみましょう．不確実な乳歯列の状態が終わり，永久歯の前歯が生えてくると，問題点が確実になってきます．大切な6歳臼歯の状態もチェックできます．もう少し遅くても手遅れにはなりませんが，3，4年生ぐらいになると側方歯といって前歯の後ろに並んでいる3，4，5番目の乳歯が抜けそうになるために，装置によっては，しばらく待たなければならなくなる場合があるからです．日本矯正歯科学会からも，「7歳になったら，一度矯正相談を受けましょう．」というメッセージが発信されています．

　強くお伝えしたいのが，「遅くとも身長が急に伸びる思春期成長のスタート前に」です．思春期成長期とは，男子の場合"中学生から高校生にかけて"，女子の場合"小学校高学年から中学生にかけて"の時期に当たります．この思春期成長期の間に，小さい頃の問題点が急激に悪化することがほとんどなので，思春期成長のスタート前に，成長発育をゆがめてしまう問題点に対応しておきたいからです．

　顔が大きくゆがんでしまった高校生をお連れになったお母さんから，「小学生の頃連れてきたかったのですが，本人が行きたいと言わなかったので今になりました．」というお話を伺ったことがあります．少しの咬み合わせのズレが，思春期成長期に顔の骨の非対称に発展し，外科的矯正治療が必要となってしまうことがあります（**Chapter3，その2，その3**）．思春期成長前に問題点を解決しておくことで，外科的矯正治療の確率を下げることができるのです．幼い子どもたちにも，「いま，矯正治療を開始しなければ，将来どういう状態になるか」ということを，わかりやすく説明してあげれば治療の必要性が理解できるはずです（**図5**）．ぜひ，小学校低学年の間に一度ご相談ください．

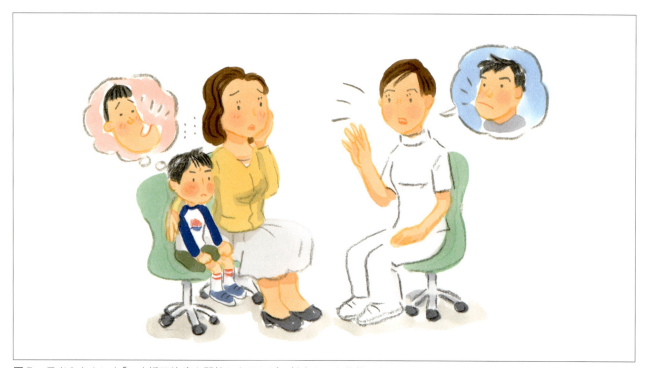

図5　子どもたちにも「いま矯正治療を開始しなければ，将来どんな状態になるか」をわかりやすく説明してあげれば，必要性が理解できるはず．

その6　乳歯の反対咬合の治療はいつから始めればよい？

　乳歯の歯並びの中で，お母さん方が気づきやすく，心配になるのが反対咬合（受け口）です．

　「いつから反対咬合の矯正治療を始めればよいのでしょうか？」と，よく質問されます．答えは状態によって変わるのですが，原則は，「永久歯が生え替わるまで様子をみましょう」という回答になります．乳幼児期には顎の位置が決まっていないので，自然に咬み合わせが変わってくる可能性もあります．また，通常，下顎の永久歯は乳歯の後ろから，上顎の永久歯は前から萌出するので，その際に正常咬合へと自然治癒する可能性があるからです．

　ただし，ただ様子をみるだけでなく，姿勢を良くすること，口唇をちゃんと閉じて鼻呼吸をすること，両方の奥歯でしっかり噛んで食べることに気をつけ，できるだけ正しい発育ができるように心がけてください．できれば，舌を上顎に吸い付けてポンと鳴らす練習などをして，自然治癒の確率を上げていきましょう（図6）．

　また，3歳ぐらいから反対咬合を治療できるとして，既製の簡単な装置を勧められることが増えているようで，よく質問を受けます．もちろん，その装置によって改善する場合もあるでしょうが，前述のように自然治癒する場合もあるので，本当にその装置が必要なのか？という点，また逆に骨格の問題の大きい症例では簡単な装置では不十分であり，長く使いすぎることで本格的な治療のタイミングを逸してしまわないかという点など，考慮すべき点があります．費用のトラブルも生じているようですので，くれぐれも安易に飛びつかないように，気をつけてください．

　乳歯列での反対咬合の治療開始は，うまくいく場合もあったり，お子さんに負担を強いるだけに終わったりと不確実なので，あまりお勧めはしません．しかし，前述のように思春期成長期を過ぎて下顎が大きくなりすぎると，外科的矯正治療の適応となってしまう確率が高くなるので，永久歯に生え替わっても反対咬合のままであれば，すぐに矯正相談を受けましょう．

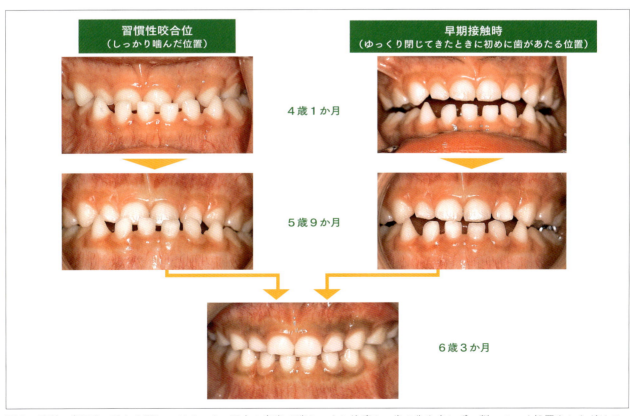

図6　姿勢，鼻呼吸，舌を上顎につけること，両方の奥歯で噛むことに注意し，歯の先を少しずつ削っていく処置をしただけで，装置を使わずに治った例．

その7　安全・安心な子どもの矯正歯科治療の終わりはいつ？

　前項では，矯正治療をいつ始めればよいのかについて説明しました．では，子どもの矯正歯科治療はいつ終わるのでしょうか？　治療を始めるかどうかにばかり気をとられ，その後どのように治療が進み，いつごろまで続いていくのか，そこまで気が回らないこともありますね．**Chapter4，その3**で説明したように治療を開始する前に矯正治療の全体像をしっかり把握しておくことは，とても大切です．

　たとえば，小学校低学年の一期治療で，いったん反対咬合が治っても，成長が旺盛となる思春期成長期に再度反対咬合になることがあります．下顎の骨は，手足と同じ発育パターンを持っていて，手足が伸びて身長が伸びるとき，下顎骨も大きく伸びる可能性があるのです．

　ほかにも，前歯4本がきれいに並んでも，後から生えてくる側方歯（前から3，4，5番目の歯）や第二大臼歯（7番目の歯）がゆがんで生えてくることもあります．ですから，一期治療がいったん終了しても，その後，ずっと歯の生え替わりと顎の成長の経過を観察し続けていくことが重要です．

　そして，成長が終了し永久歯が全部生えそろった際に再評価します．この段階で問題がない場合でも観察は続けますが，問題が残っている場合，あるいは完璧な咬合に仕上げる場合は，上下の歯全部に複雑な装置をつけて，仕上げのための二期治療を行います．反対咬合の程度がひどくなってしまった場合には，外科的矯正治療が必要となる場合もあります．二期治療終了後の安定の確認も必要ですので，矯正治療を卒業できるのはやはり高校卒業の頃です．長いおつき合いになりますが，固定式の装置をつけている動的治療期間（**Chapter4，その3**）が短ければ，お子さんの負担はそれほど大きくはありません．

　子どもの矯正治療を開始する場合は，治療の終わりをよく確認して，全体のイメージをしっかり捉えてから開始してあげてください（**図7**）．

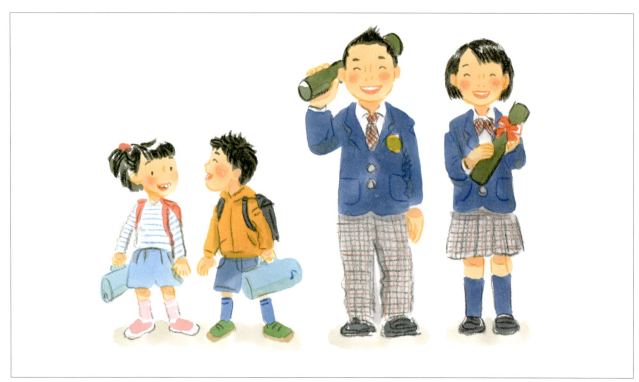

図7　安全・安心な矯正治療の終わりは高校卒業の頃．

その8　安全・安心な子どもの矯正歯科治療に必要な検査とは？

　すべての医療は，検査結果を基に診断し，その診断結果に従って治療方針を立ててから，治療を開始するのが通常です．ただ，「歯が並びそうにないから，顎を拡げる．」「上下の歯が反対に咬んでいるから装置をいれる．」というのでは心配です．

　安全・安心な矯正治療のためには精密検査が不可欠です．矯正専門医が重要視している検査のひとつとして，頭部エックス線規格写真という横顔のエックス線写真があります．エックス線写真に写った顔の骨の形をトレースし，骨の形の特徴を表すために設けられている世界共通の基準点をコンピュータに入力します．すると，模式的な顔の形が描き出され，骨のサイズや形の特徴を表す計測結果が表示されます（図8）．それらを患者さんの同年齢の平均値と比較することにより，問題点を把握していきます．同じ患者さんの治療前後の変化を把握することにも使用します．

　出っ歯（上顎前突）の患者さんでも，骨の大きさに問題があって出っ歯になっているタイプと，骨の大きさに問題はないけれども，歯列の形や上下の前歯の角度に問題があって出っ歯になっているタイプがあり，それぞれ治療方針と使用する装置が異なります．顔の形の特徴によっても，装置のタイプを変えていきます．

　反対咬合（下顎前突：受け口）の患者さんも同じで，上顎が小さい場合もあれば，下顎が大きい場合もあります．骨の大きさに問題はなく，前歯の角度だけが問題の場合もあります．下顎の伸びが旺盛になる思春期成長期に，反対咬合が再発しやすいタイプとそうでないタイプとをある程度予測することもできます．

　顎を拡げる場合も，顔の形によって積極的に拡げてよいタイプと，拡げてはいけないタイプがあり，側方頭部エックス線規格写真の結果などで判断します．

　子どもの矯正治療は，成長発育が終了し永久歯が生えそろって初めて結果が出ます．6歳で開始したとすれば約10年後です．それ以上を要する場合もあります．顔の骨格の特徴を捉え，将来の成長をある程度予測するための情報を提供してくれるのが側方頭部エックス線規格写真なのです．この頭部エックス線規格写真から得られた情報をしっかり活用することによって，より安全・安心な矯正治療が可能となります．

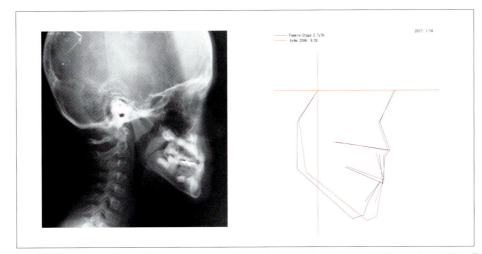

図8　頭部エックス線規格写真から抽出した基準点によって描かれた図や得られた計測値を基に，上下の顎の骨の大きさや形態の特徴，上下の前歯の角度などを把握した後，治療方針を決定する．

その9　顎を拡げすぎた場合の弊害

「顎が小さくて歯が並ばないから，顎を拡げるという矯正治療を勧められましたが…」と言って相談に訪れる方が増えています．矯正治療はただ歯が並べばよいというものではありません．顎と口の健康を守ることができる歯並び，咬み合わせにすることが矯正治療なのです．

歯の大きさは人それぞれ異なります．矯正専門医は患者さんそれぞれの歯型を使って，1本1本の歯の横幅を計測し，それを標準値と比較します．1本1本の歯が大きい場合，すべての歯を排列すると全体の円周が長くなるのは当たり前ですね．それを口の中に並べようとした場合，無理が生じるのは当然です．

ただ，顔の形の特徴によって，ガタガタがかなりひどい場合でも思い切って拡大してよい場合 (Chapter 5，その3) と，少しのガタガタでも拡大すると問題が生じてしまう場合とがあります．矯正専門医は横顔のエックス線写真を撮り，顔の特徴を分析して，拡大しても大丈夫かどうかを判断しています．

適切な検査，診断に基づいて決定された治療方針の一部として拡大が行われるのは問題ないのですが，ただ単に「歯が並ばないから拡げる」という拡大には，顎と口の健康を害する恐れがあります．その例を挙げてみます．

１ 開咬になりやすくなり，顎関節症の原因となる可能性がある

顎を拡げると咬み合わせが浅くなるのですが，舌の動きに問題があったり，噛む力が弱かったりする場合には，開咬（奥歯は咬んでも前歯が咬み合わないという状態）になってしまうことがあります（図9）．奥歯でしか噛まない状態を長く続けていると，顎の関節に負担がかかり，顎関節症を引き起こすことがあります．顎が痛くなったり，口が開かなくなったりするのが顎関節症です．小さいころには自覚症状がなくても，思春期成長期や大人になってから症状が出る場合や，自覚症状がまったくなくても，下顎の関節の部分の骨が変形してしまっていることがあります．

２ 上下の奥歯が外側に起き上がりすぎて，しっかり噛めなくなる

顎の拡げすぎによって，上下の奥歯が外側に起き上がりすぎてしまい，しっかり噛むことができない状態になっているお子さんもおられました．歯や顎への力のかかり方や，今後の全身の健康に悪影響を及ぼすことが考えられます．

３ 歯が骨の外に出てしまうこともある

さらに恐ろしいことに，歯が下顎の骨を突き破って外へ出てしまい，抜歯せざるをえなくなった症例を見せてもらったこともあります．

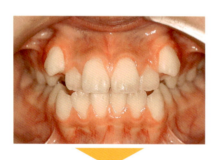
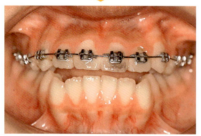

図9　上顎を拡げることによって開咬を生じた例．

4 下の7番目の歯が並ぶ場所が不足する場合がある

顎を拡げることによって，前から6番目の歯まではなんとか並んでも，一番後ろの7番目の歯が並びきらないことがあります．7番目の歯は12歳臼歯と呼ばれていますので，6番目まで生えそろってよかったと安心していると，その後，思わぬ一大事がお子さんの口の中で起こっていることがあるのです．

顎を拡げて前歯が並んだからと言って安心してしまわないで，7番目の歯までしっかり生えそろうことを必ず見届けてもらう必要があります．

拡大をしなくても7番目の歯に問題が生じている場合もありますので，ここで紹介しておきます．

下の7番目の歯がまっすぐ生えてきたものの半分しか歯肉から出ることができずに，中途半端な位置で止まってしまうと，そこから口腔内の雑菌が骨の奥まで入り込んで，炎症を起こして腫れてきます（図10）．傾斜してしまって6番目の歯の後ろにひっかかってしまうこともしばしばで，放置すると大切な6番目の歯の後ろにむし歯ができたり，歯石が付いたり，8番目の歯の下に入ってしまうこともあります（図11）．

また，上の7番目は外側寄りに，下の7番目は内側寄りに生えることが多いため，上下の歯がすれ違った咬み合わせになってしまうことがしばしばです．放置すると，年齢を重ねるにつれて，どんどん伸びてしまっていずれ抜歯せざるをえなくなります．すれ違った歯によって，顎の位置がずらされて顎関節症になってしまう場合もあります．

5 口唇閉鎖が難しくなる場合がある．口元が出た感じになる

もしなんとか並んだとしても，口唇が閉じにくい，口元がずいぶん出た感じに見える，などの問題が生じます．「元気な歯を抜きたくない．もったいない．」と思うのは当然だと思います．私たちも抜かないことを第一選択とします．しかし，抜歯したほうが治療のゴールが高くなる場合には抜歯を選択します．

拡大すべきか，抜歯すべきかは，さまざまな角度から検討した後に決定されます．ただ，やみくもに拡大することは，お子さんのためにならない場合もあることを知っておいてください．

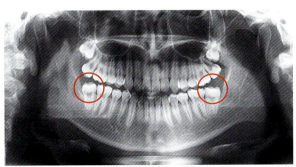

図10　下の7番目の歯の並ぶスペースが十分でない＝完全に歯肉の外へ萌出できないので，炎症を起こしやすくなる．

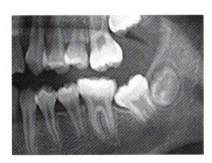

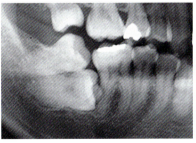

図11　下の7番目の歯がたおれすぎで6番目の歯にひっかかってしまっている．放置すると8番目の歯の下に入ってしまうこともある．

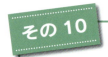

その10　装置による治療だけでなく，原因の除去も重要

Chapter 3で，さまざまな悪習癖や耳鼻咽喉疾患が不正咬合の原因になることを記し，お母さん方にそういった問題に早く気づき，不正咬合から子どもたちを守っていただきたいことを記しました．

このことは矯正治療が始まってからも同じで，装置による治療だけでなく，指しゃぶりなどの癖や口呼吸，頬杖などの歯並びに悪影響を与える因子を除きながら，治療を行っていくことが大切です．

とくに誤った口唇や舌の動きは，治療の妨げになります．上顎前突（出っ歯）は上顎の前歯が飛び出しているために口唇を閉じにくいのですが，口唇が開いていると口唇の力で上顎の前歯を押せないので，ますます出てきてしまうのです．また，咬んだときの上の前歯と下の前歯との前後の距離（オーバージェット）が大きいので，その隙間に下口唇が入り込んで，嚥下の際にも下顎の前歯を内側に強く押してしまうことが多いのですが，それによって，ますますオーバージェットは大きくなります．機能と形態は悪循環の関係になってしまうのです．

夜間に矯正装置を入れて，下口唇が入らないようにしながら下顎の成長を促す治療を行っていても，昼間のまちがった口唇や舌の動きによって，装置の効果は半減してしまうでしょう．

ですから，矯正装置による治療だけに頼るのではなく，原因となっているものを突き止め，それを取り除く努力をしていくことが必要です．形態を治すことによって，自然に機能も改善される場合もあるのですが，まちがった機能が，治療の妨げになったり，後戻りの原因になったりすることも多いのです．そういう場合には，口腔筋機能療法を併用していきます．

形態と機能の両面からアプローチして初めて，矯正歯科治療のゴールを確実なものとすることができるのです（図12）．

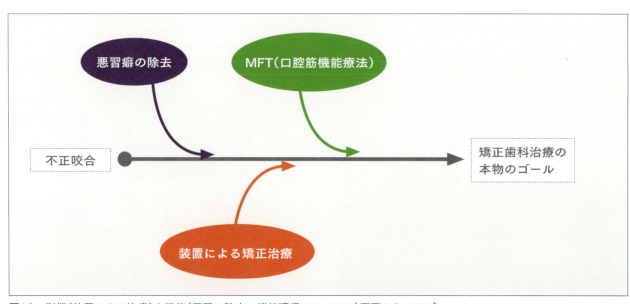

図12　形態（装置による治療）と機能（原因の除去，機能獲得のレッスン）両面からのアプローチ．

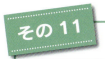

その11 子どもの負担はどれくらい？

小さなお子さんを連れたお母さんから，子どもの負担の大きさはどれくらいでしょうか？ とよく質問されます．

■一期治療ではそれほど大きな負担はない

幼稚園の年長さんぐらいから，思春期成長期前に行う一期治療では，それほど大きな負担はないとお答えしています．一期治療では固定式の装置（図13a）は，原則半年ないし1年ぐらいですので，嫌いになる頃には外してもらえます．

ただ，口腔内にいろいろな装置が入るのですから，何もないのに比べれば不快であることに違いないはずです．しかし，臨床に長くたずさわるにつれ「子どもたちは大人が思っている以上の能力を持っている．引き出してあげさえすれば，想像以上の力を発揮できる」と感じるようになりました．

■子どもなりに納得できる説明と，効果の実感が大切

"子どもだましではなく，子どもなりに理解できるように，できるだけ理論的に説明してあげる" "できるだけ短期間で，子どもにもわかる効果を見せてあげる" "がんばれば結果がついてくるという実感を味わわせてあげる" このようなアプローチを心がければ，それほどの負担を感じさせることなく，一期治療を終えることができると思っています．

■二期治療の負担は，小さくはない　→本人の意思確認と納得が必要

ただ，二期治療で用いるマルチブラケット法，エッジワイズ法などと呼ばれている上下の全部の歯につける永久歯列のための装置（図13b）は，食事がしにくくなりますし，調節後2，3日は，噛むと痛くて硬いものは食べられないという苦痛をともないます．上下の歯に小さなゴムをかける，歯磨きをしっかりする，などの協力も強いられますので，負担は小さいとは言えません．ですから，この複雑な装置を装着する際には，本人の意思確認をしっかりするようにしています．本人の前向きな姿勢なしでは，良い成績の治療結果が望めないからです．

■大きくなってからでは，より大きな負担になる場合も

Chapter4，その5で記しましたように小さい頃，子どもの負担を心配して矯正相談に連れて行かなかったがために，大きくなってから，より大きな負担を強いられることになる場合もあります．一期治療の目的・意義を，お子さんにも理解してもらえるようにしましょう．

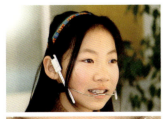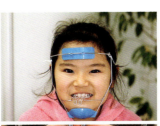
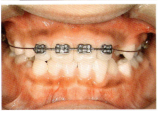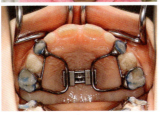

図13a　一期治療で使用する装置は比較的シンプル．

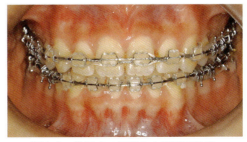

図13b　二期治療で使用する複雑な全顎矯正装置．

その12　矯正歯科治療はどうして必要？

矯正歯科治療は保険が効かないこともあり，「見た目が気にならなければ治療の必要性はない」と思っておられる方もいらっしゃるかもしれません．しかし，矯正歯科治療がエステや美容整形と大きく異なる点は，歯そして全身の健康に深くかかわっていることなのです．

■むし歯や歯周病のリスクを上げる

完璧な歯磨きやフロスを一生続けることができるならば，多少歯並びが悪くても問題がない場合もあるかもしれませんが，もともとむし歯や歯周病になりやすい人が不正咬合である場合には，むし歯や歯周病の悪化を加速してしまうのです．歯がガタガタに重なっている部分は歯ブラシも届きにくいし，フロスも通りにくいでしょう．歯石を完全に取り除くことも難しくなります．また，歯と歯の間の骨の量が少ないことは，それ自体歯周病のリスクを上げます．そういう状況では，むし歯や歯周病が進行してしまうのは当然のことです．

■歯の破折や顎関節症，肩こり・腰痛など全身に影響することもある

咀嚼する際，歯には大きな「咬合力」がかかりますが，正常咬合であれば前歯，犬歯，臼歯のそれぞれが，さまざまな顎の動きに応じて分担して力を受け止めています．しかし不正咬合では，一部分の歯だけに大きな力がかかってしまい，歯周病の悪化や歯の破折の原因となります．さらに，安易に結びつけてはいけないのですが，矯正治療後に「顎関節症が治った．肩こり，腰痛が改善した．」とおっしゃる方も大勢おられます．

■発音や咀嚼機能に影響する

発音では，とくに「さ」行や「た」行に問題が出やすくなります．また，奥歯しか咬み合っていない開咬症例では，咀嚼能力がかなり低くなります．

■健康のために矯正治療をがんばった結果のご褒美＝素敵な笑顔

もちろん，みなさんもご存じのとおり，矯正歯科治療により生み出される素敵な笑顔（**図14**）は，人柄や性格を変えたり，その後の人生をも変えたりする力があります．「素敵な笑顔や美しい横顔は，健康のために矯正治療を真剣にがんばり通した人へのご褒美です．」と，いつも患者さんにお話ししています．

ときに，誤った矯正治療のために健康も笑顔も損なわれてしまっている例に遭遇することがあります．正しい矯正治療を積極的に受けて，健康な歯と素敵な笑顔を獲得して，楽しい毎日を送っていただきたいと思います．

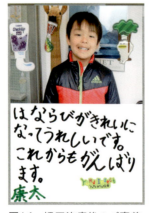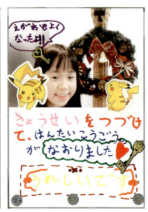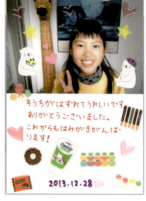

図14　矯正治療後のご褒美＝素敵な笑顔．

Chapter * 5

子どもの矯正歯科治療の実際

★具体的な症例を紹介します.

その1　上顎前突（出っ歯）の治療

　まず，上顎前突（出っ歯）の治療について記します．
　よく見かける上顎前突は，通常，上顎の歯列弓形態（歯が並んでいる骨の部分の形）が細長くV字型になり，下顎は前歯がガタガタで小さくなっています．この場合は，上顎歯列を拡大して横幅を拡げたり，下顎の歯を排列したりして，上下顎の歯列弓形態が整うように治療します．
　さらに上下顎の骨の大きさの問題もともなっている場合，上顎の成長を抑制する装置や，下顎の成長を促進する装置を使います．子どもでも自分で簡単に取り外しができる装置で，自宅にいるとき，あるいは就寝中に，毎日使用してもらいます．1日や2日では何の変化もありませんが，半年，1年と続けると，だんだん改善されていくのがわかります．
　日本人には少ないのですが，骨格的には上顎前突のグループなのに，上顎の前歯が内側に傾いていて，一見出っ歯には見えない上顎前突もあります．この場合には，いったん上顎の前歯を外側に出して，よく見かける上顎前突と同じ状態にしてから同じ治療を行います．
　また上顎前突の子どもは，ふだんはポカンと口を開いていて，何かを飲み込むときだけ下口唇を強く閉じて飲むという癖をともなっていることが多いのですが（Chapter 1，その2），このような悪い癖は，ますます上顎前突を悪化させてしまうので，口腔筋機能療法を併用します．
　思春期成長期を過ぎてしまうと，骨の大きさをコントロールすることは難しくなり，永久歯を抜いたり，外科的矯正治療が必要となったりすることもあるので，上の前歯が出すぎているかなと思ったら，早めに矯正相談を受けてほしいと思います．
　図1は幼い頃から一期治療を行い，観察期間を経て，二期治療で仕上げをした女子の症例です．
　近年，「上顎前突の早期治療は推奨されない」というようなガイドラインも一部の団体から出されてきているようです．アメリカやイギリスの大学で行われた研究結果を基に作られているようなのですが，その論文に反論する論文も出てきています．団体から出されたガイドラインもよく読めば，全面否定しているわけではなく，むしろ安易な矯正治療への警鐘に思えます．前述のように，きちんとした検査，診断，治療方針の設定，装置の選択が正しく行われれば，良好な結果を得ることができることを多くの症例が証明してくれています．

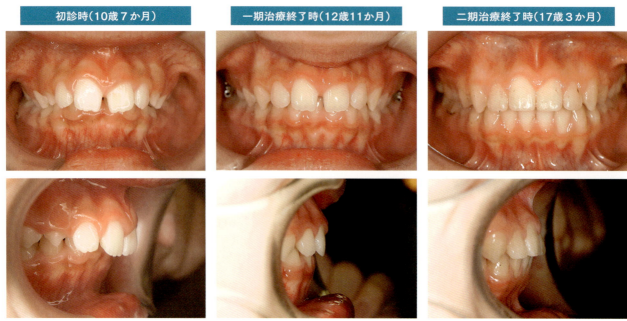

図1　一期治療を行った後，観察期間を経て，二期治療で仕上げをした例．

その2　下顎前突（反対咬合，受け口）の治療

　次に，下顎前突（反対咬合，受け口とも呼ばれ，下の前歯が上の前歯よりも前に出ている状態）の治療について記します．

　前歯が永久歯に交換しても，やはり下顎前突だった場合には，早めの対応が望まれます．上顎は，頭の骨の発育パターンに近いため，上顎の拡大や前方牽引（上顎の前方への成長を促すため前に引っ張る）は，小さい頃のほうが効果的なのです．半年〜1年ぐらいで，下顎前突を治して経過観察に入ります．

　下顎前突の治療でとくに重要なのは，小学校低学年でいったん被蓋改善（上の歯が下の歯より前に出た状態に改善されること）されたからといって，治療が完了したと思ってはいけないということです．上顎骨は頭の骨の成長と似ているのに対し，下顎骨は手足の骨の成長パターンに近いので，身長が伸びる思春期成長期に，再び下顎前突になってしまう可能性があるからです．成長終了時に，咬み合わせが安定していることを確認して初めて，本当に安心できるのです．

　また，下顎前突の子どものほとんどが口をポカンと開いて，低位舌（通常は，舌は上顎の中にすっぽり納まっているのに，下に落ちてしまっている舌）の状態で口呼吸していて，その状態が下顎前突を悪化させる因子として働いています．しっかり口を閉じて，舌を上に挙げておくという練習を行うことも必要です．遺伝的要素も大きいのですが，改善できる部分は改善して，できるだけ正しい発育ができるように導きたいものです．

　また下顎前突の症例では，上顎が狭いため八重歯になることも多く，単なる八重歯だと思っていたら，実は骨格性下顎前突の難しい症例だったりする場合もあるので注意が必要です．思春期成長期を過ぎてしまうと，外科的矯正治療が必要となる場合が多いので，小学校低学年のうちに相談してください．

　図2は一期治療で下顎前突の治療を行い，観察期間を経た後，相談の結果，二期治療には入らないことになった男子の症例です．

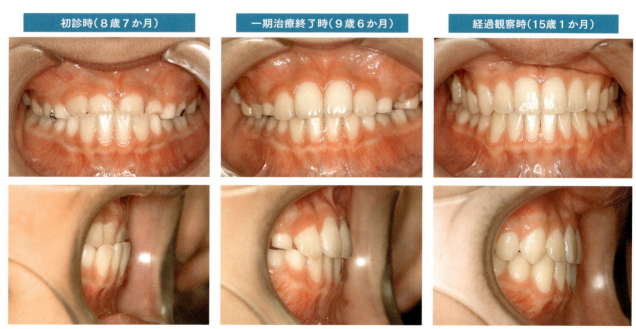

図2　一期治療の後，観察を続け，再評価の結果，二期治療は行わなかった例．

その3　叢生の治療

　子どもの矯正歯科治療について，上顎前突（出っ歯），下顎前突（反対咬合，受け口）と解説しましたが，次は叢生です．叢生は歯がガタガタに並んでいる状態で，乱杭歯ともいいます．八重歯になっている場合もあります．

　歯を並べる歯槽骨の大きさに比べ，歯が大きすぎると歯の並ぶスペースがなくなってしまい，ガタガタに重なり合って並んでしまうのです．5人掛けの椅子でも，力士5人では窮屈になってしまうイメージです（**図3**）．

　あまりにも顎と歯の大きさのアンバランスが著しい場合には，歯の数を減らす，すなわち抜歯して治療します（**図4**）．5人掛けの椅子でも力士には4人だけ座ってもらうのです．

　ただ，歯を抜くか抜かないかは，歯と顎の大きさだけでなく，顔の形や前歯の角度，歯肉や口唇の状態など，総合的に判断します．ガタガタがそれほどでなくても，抜歯したほうが治療成績が良い場合，ガタガタがかなり重度でも，抜歯しないほうが良い場合もあります（**図5**）．もちろん抜かずに治療できればそれに越したことはないのですが，抜かないことだけが素晴らしいわけでもないことをご理解いただきたいと思います．

　また既述のように，素人の方には単純な叢生に見えても，上顎前突や下顎前突，顎偏位など，難しい問題を含んでいる場合もあるので，永久歯の前歯がガタガタに生えてきたら，一度ご相談ください．上の歯2本，下の歯4本ぐらいのときが，相談には最適でしょう．

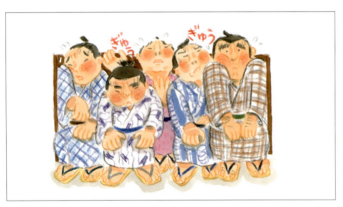

図3　力士5人では5人掛けの椅子は窮屈．

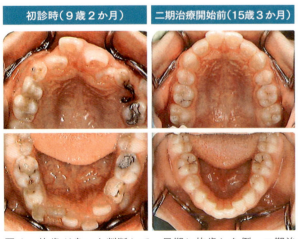

図4　抜歯が良いと判断して，早期に抜歯した例．二期治療に入るかどうか検討するときの状態．

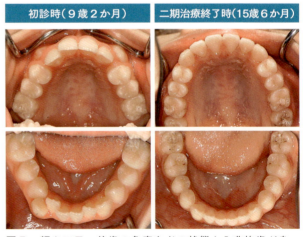

図5　顔や口元，前歯の角度などの状態から非抜歯が良いと判断し，拡大排列した例．

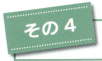

その4　開咬の治療

　開咬とは，奥歯が咬んでいても前歯が咬み合わず，開いている状態です．開咬は，安静時に舌が上下の歯の間に位置していたり，嚥下の際に上顎前歯と下顎前歯の間に舌や口唇を挟んでしまったりすることにより生じます．開咬の子どもたちは，つねに口をポカンと開いていて，嚥下のときだけ口唇を強く閉じ，舌を歯と歯の間に挟み込みながら飲み込んでいます．この状態が開咬をつくりだしているのです．指しゃぶりや口呼吸が原因で，赤ちゃんの嚥下のパターンが残ってしまっているとも説明されています．噛む力が弱いことも原因となります．

　正しい嚥下の動作（**図6**）では，上下の歯をしっかり咬み合わせて，舌を上顎へ押し付けて飲み込みます．歯は消化器官の第一号として，食べ物を粉砕するために作られているため，歯には対合歯（上下で咬み合う歯）と当たるまで伸びていく性質が備わっています．ですから，邪魔するものがなければ歯は咬むはずなのですが，舌や口唇が挿入されていると，歯は伸びることができずに，開咬状態となってしまうのです．

　この開咬状態の治療には，口腔筋機能療法を行います．口唇の筋肉を鍛える練習や，上顎の部分に正しく舌を押し付ける練習などをして改善していきます．嚥下は無意識のうちに行われるので，その習慣づけには努力が必要です．幼い頃から口唇を閉じて奥歯でしっかり噛んで飲み込むことを，つねに意識させてあげてください．

　図7は，口腔筋機能療法だけで，開咬が徐々に改善されてきている症例です．

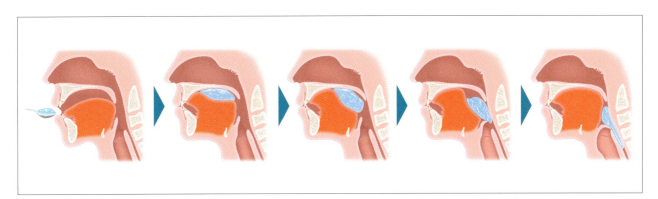

図6　正しい嚥下の動作．

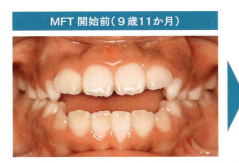 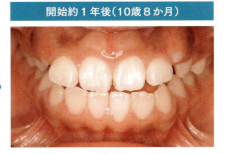

図7　装置をつけなくても口腔筋機能療法によって，開咬が徐々に改善されてきた．

その5　過蓋咬合の治療

　過蓋咬合というのは，上下の前歯が垂直的に深く咬み込んでいる状態のことなので，上顎前突の場合も下顎前突の場合もあります．通常，上下の歯の重なりは1〜2mmなのですが，それ以上深く咬みこんでいる場合をいいます．下の前歯が上の前歯の裏側の歯肉を噛んでしまう場合もあります．

　上顎前突の過蓋咬合の子どもが成長発育期を迎える場合，下顎の前方への成長が上の前歯に妨げられてしまうため，成長期を過ぎると下顎が小さすぎるという骨格的な上顎前突になってしまいます．ですから下顎が正しく成長できるように，思春期成長前に過蓋咬合を治しておくことが望まれます．

　夜間に噛みしめや歯ぎしりをしていることも多く，歯がすり減ったり，朝，首や肩のこりを訴えたりする例があります．また，顎関節に負担がかかり

やすいために，関節部に問題を起こしたり，筋肉痛による開口障害を引き起こしたりすることもあります．

　図8は過蓋咬合の13歳女子の症例です．歯ぎしりが原因で右下の犬歯がすり減ってしまい，しみるようになっていたそうです．朝方の首のこりもひどいようでした．写真のようなスプリントという装置を夜間に装着することにより，自覚症状を取り除いた後，過蓋咬合と下の前歯のガタガタを治すために矯正治療を行いました．矯正治療の結果，首のこりも解消しました．日本顎関節学会のガイドラインでは「首や肩のこりの解消そのものを目的として矯正歯科治療をしてはならない」としていますが，過蓋咬合を治すことにより，不快症状を解消できることがしばしばです．ぜひ一度ご相談ください．

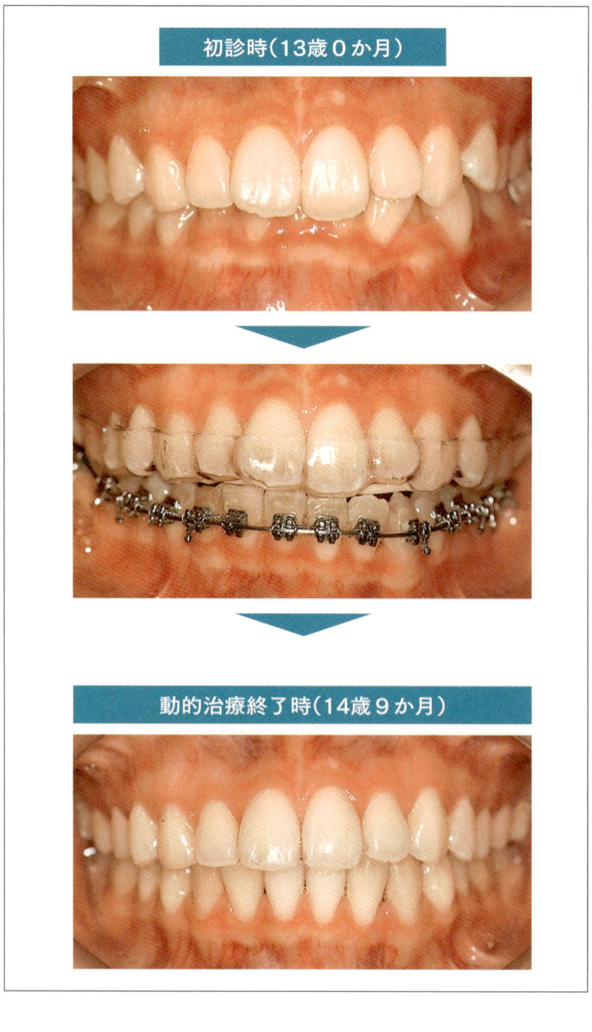

初診時（13歳0か月）

動的治療終了時（14歳9か月）

図8　上の歯にスプリントを装着し，顎の不調を改善してから矯正治療を行った過蓋咬合の症例．
　過蓋咬合の子どもは，思春期成長期に顎の不調を訴えることが多い．適切な対応が望まれる．

その6 顎偏位（咬み合わせが左右にずれている）の治療

　咬み合わせが左右にずれている状態を顎偏位といいます．お母さん方には見つけるのは難しいかもしれませんが，上の歯と下の歯の中心線が合っていなかったり，上下顎の犬歯の関係が左右で異なっていたりしないかチェックしてみてください．

　この顎偏位は，子どもの不正咬合の中でも，とくに注意してほしいグループに入ります．なぜならば，子どものときには気づかない程度の非対称が，下顎が大きく成長する思春期成長期（男子なら中学生から高校生にかけて，女子なら小学校高学年から中学校にかけての期間）には大きな顔のゆがみとなり，非対称を治そうとすると外科的矯正治療が必要となるケースが多くなるからです．高校生ぐらいになって，ふと子どもの顔を正面からまじまじと見て初めてゆがみに気づき，そういう目で小さい頃の写真をあらためてよく見てみると，確かにその傾向があった，という例が結構あるのです．歯のガタガタが原因で上下の中心線がずれている場合は，それほど心配はいらないのですが，犬歯や奥歯の咬み合わせが左右対称でない場合は，骨格の非対称へと進んでいくので要注意です．

　図9は，上顎が狭いために下顎が左にずれてしまっている例です．正面の写真では，上顎の中心線に対し下顎の中心線が左にずれており，側方の写真を見ると，左右で咬み合わせが異なることがわかります．上顎を拡大することで，左右の咬み合わせが同じになり，中心線のズレも改善されてきています．

　子どもの顔や咬み合わせの非対称に，気づいていないお母さん方が少なくないのですが，ぜひお子さんの顔を正面からしっかり見てあげてください．

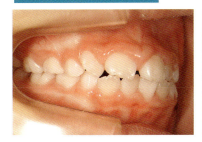
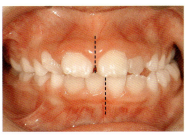
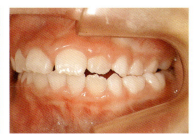

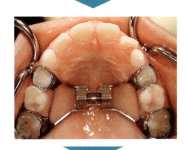

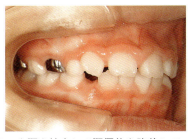
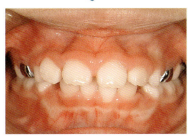
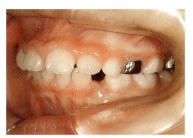

図9　上顎を拡大して顎偏位を改善している例．

その7　左右反対側の同じ歯がなかなか萌出しない場合

とくに注意したい問題のひとつです．通常，歯は左右対称にほぼ同じ時期に萌出してくるのですが，片方はすでに萌出しているのに，反対側の歯がなかなか萌出してこない場合です．片方だけ乳歯が残っていて，まったくグラグラしてこない場合に，エックス線でチェックしてみると，変な方向に永久歯が萌出しようとしていることがあります．よく見られるのは，上顎中切歯（上顎の中心から1番目）と上顎犬歯（同3番目）です．

上顎中切歯は小学1年生の頃に生えてきますが，片方だけ上方へ萌出しようとしている場合があります．乳歯の外傷が原因であることが多いと言われています．小さい頃に転んで前歯を強く打ったことのある場合には，注意してください．永久歯の歯胚（歯の芽）は乳歯の歯根の先についているので，乳歯を打った際に，歯胚の方向が変えられてしまうことがあるのです．早めに気づけば，歯肉を切って歯に装置を付けて引っ張り出してくることができます．

もっとも頻繁に問題を起こしてくるのが，上顎犬歯です．2番目の歯（側切歯）が小さい場合と，上顎が狭い場合が要注意です．通常，犬歯は少し前寄りに萌出してきて，側切歯の外側をすべるようにして萌出してきます．しかし，側切歯が小さく根が短い場合には，根の先を通り越して，側切歯より前に萌出してしまうのです．また上顎が狭い場合には，犬歯の歯胚が前に向きすぎて，側切歯より前に萌出することがあります．中切歯や側切歯の根を傷つけてしまう場合もあります．

片方の歯はすっかり生えているのに，反対側の乳歯がびくともしていないときは相談してください．

図10は，なかなか生えてこなかった左側の犬歯を引っ張り出してきた例です．

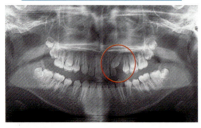
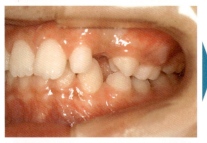
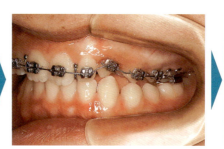
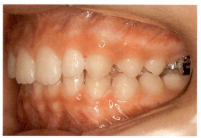
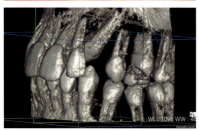

図10　右側の犬歯は生え替わっているのに，左側は乳歯が長く残っていた症例．エックス線で前歯の裏側の方へ生えようとしているのがわかったので，乳犬歯を抜歯した後，歯肉を切開して装置を付け，外側に出してきたところ．

その8　下顎の1本の前歯の歯肉が下がってしまう場合

　下の前歯1本が，上の前歯と逆の咬み合わせになり，下の前歯の歯肉が下がっている場合があります．このような場合には，ゆっくり口を閉じてくると，上と下の歯の先がちょうどあたる位置へ咬んできて，その後，上の前歯が下の前歯を押し出しながら，咬み込んでいきます．その際，下の歯の歯肉が白くなっている場合がありますし，長く続けていると，歯肉がどんどん下がってくるのです（**図11a**）．

　たった1本の歯のことだから「ま，いいか」と思っていると，どんどん悪化して歯の根が見えてくるようになるので注意しなくてはいけません．

　早めに対応すれば，矯正治療によって歯の位置関係を変えるだけで，歯肉の位置はしだいに他の歯肉との違いがわからないようになっていきます（**図11c**）．しかし少し対応が遅れると，歯肉移植術が必要になってしまいます．上顎の歯肉を薄く切り取ってきて，前歯の薄くなった歯肉の部分に縫い付けるような手術です．手術を行えば改善するとはいえ，できればしなくてすむよう，早めに相談することをお勧めします．

　図11は，対応が早かったので矯正治療だけで歯肉の高さを改善することができた症例です．治療前，下顎前歯の歯肉の高さがかなり違っていますが，治療後にはだんだん合ってきているのがわかると思います．

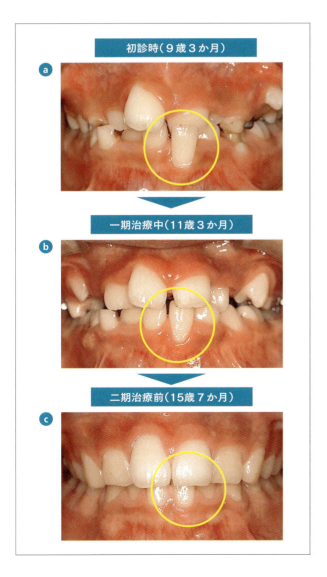

図11　下の前歯の歯肉が上の前歯に押されて白くなり，歯肉が下がってきていることがわかる．早めに治すことで歯肉の高さも隣の歯と同じ高さになっている．

Chapter * 6

治療後の
安定も重要

★せっかく矯正歯科治療を受けたのに，後戻りを
してしまっては残念です．後戻りの原因と対策
について学びましょう．

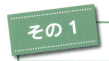

矯正歯科治療をしても，後戻りするって本当？

「『矯正治療をしても元に戻ってしまう』と聞いたことがありますが，本当ですか？」と，質問されることがよくあります．当院でも「以前矯正治療をしたのに戻ってしまったのですが，再治療は可能でしょうか？」と，来院される場合があります．**図1**は当院で口腔筋機能療法を採り入れていなかった頃の患者さんで，まちがった飲み込み方が原因で後戻りをし，矯正治療終了後，16年後に再来院された方の写真です．せっかく矯正治療をしたのにこの状態では，がんばった甲斐がありません．

後戻りには，いくつかの原因があります（**表1**）．それぞれの原因に対しては，ちゃんと対策があり，しっかり対応していけば心配はいりません．

次項からは，それぞれの原因と対策について詳しく説明します．「矯正治療したのに…」ではなく，「矯正治療を受けて良かった」と思えるよう学んでおきましょう．

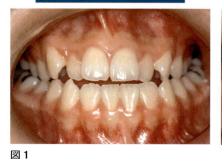
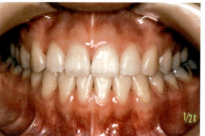
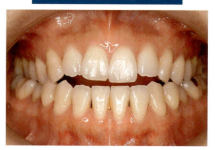

図1

表1　矯正歯科治療の後戻りの原因

❶ 下顎の旺盛な成長発育により反対咬合が再発した

❷ 治療ゴールの設定が低かった

❸ 舌や口唇の癖への対応が不十分だった

❹ 保定装置（**Chapter 6，その5**参照）を指示どおりに装着しなかった

❺ その他

その2　成長発育による反対咬合の再発

歯科矯正学の分野では正しくは後戻りとは言いませんが，一期治療でいったん治った反対咬合が，成長発育によって再度反対咬合になってしまうことについて説明します．

■下顎は身長と同じく思春期成長期に大きく伸びる

よく問題になるのは，いわゆる反対咬合（受け口，下顎前突）の症例です．下の前歯が上の前歯よりも前に出ている場合です．Chapter4，その3の図3の成長曲線にもあるように，ヒトの身長はS字カーブを描いて伸びていきます．生まれてすぐに大きく伸びて，しばらくはなだらかになり，その後思春期成長期と呼ばれる時期に大きく伸びて止まるので，S字になるのです．下顎は手足の骨と同様の伸びをするので，身長と同じく思春期成長期に大きく伸びます．

■一期治療で受け口が治っても思春期成長期に再び受け口になることがある

男子は中学生から高校生にかけて，女子は小学校高学年から中学生にかけてが思春期成長期ですが，小学校低学年で行う一期治療で，受け口が治って良かったと思っていると，思春期成長期に下顎が伸びて，再び受け口になってしまうことがあります**(図2)**．

■二期治療は下顎の成長量を見定めてから行うことが重要

永久歯が生え揃ってから行う複雑な装置による本格的な二期治療を，思春期成長が完全に終わる前に終了してしまうと，装置撤去後に下顎が伸びて，受け口の再発とまではいかなくても，咬み合わせが浅くなってしまうことがあります．

ですから，とくに反対咬合の患者さんに関しては，一期治療が終了しても思春期成長期が終わるまでは観察を続けること，仕上げのための二期治療は下顎の成長が終了したのを確認してから行うことが重要となるのです．場合によっては，外科的矯正治療を選択したほうがよい場合もあります．

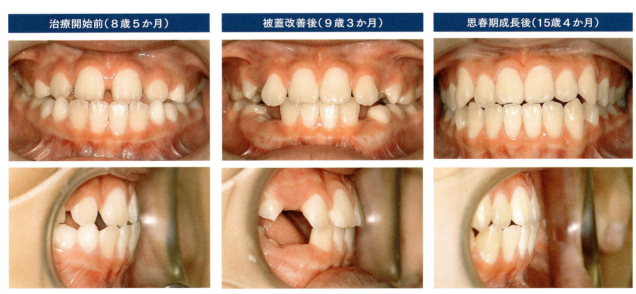

図2　思春期成長後に前歯部反対咬合が再発した例．

その3　治療のゴールを高く

■なぜ、そこそこではいけないのか
→治療成績の良さがその後の安定につながる

お子さんの初診相談の際に、「女優になるわけではないので、そこそこでいいんです」、あるいは「男の子なので見苦しくない程度でいいんです」と言われることがありますが、治療成績の良さがその後の安定につながるので、治療成績はそこそこにしてはいけないのです。

たとえば、下顎の前歯はガタガタが戻りやすい部分なのですが、まっすぐに揃っていない部分がある場合には、その部分から崩れてきます。また、上下の歯がしっかり咬み込んだ状態になっていないと、咬み合わせは安定しません。

■装置を外すのは問題点を確実に治してから

私たち矯正歯科医は、
❶すべての歯がライン上に揃って並んでいるか？
❷上下の歯が正しくきちんと咬み合っているか？
❸歯の根が平行に並んでいるか？
などを確認するために装置を外す前に歯の模型を作ったり、エックス線写真を撮ったりしてチェックし（図3）、問題点を治してから装置を外します。

患者さんの中には、ざっと歯が並んだ時点で装置を外してほしくなる方もいるかもしれませんが、それでは後戻りが心配です。

100点満点に近い成績で終了できた方は、5年経っても10年経ってもほぼ100点をキープできますが、70点ぐらいで終了すると、5年後には65点、10年後には60点とどんどん悪くなってしまいます。地味な作業になりますが、より良い成績を目指して、最後の仕上げの時期をしっかりとることが大切です。治療の質を客観的に評価するためのチェックシートを用いている団体もあります（図4）。

■生涯にわたり健康にかかわる
→より高い治療ゴールを目指したい

繰り返しになりますが、矯正治療はエステや美容整形外科に近いイメージを持っている方も多いようです。しかし本当は、第1番目の消化器官として生涯にわたり大切な役割を担っていく口の健康、ひいては全身の健康にも大きくかかわる大切な医療です。より高い治療ゴールを目指してがんばっていただきたいと思います。

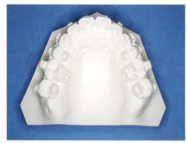
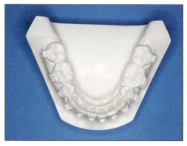
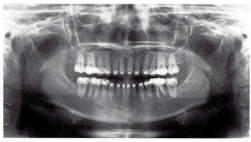

図3　装置を外す前に、問題点がないか模型とエックス線写真でチェックする。

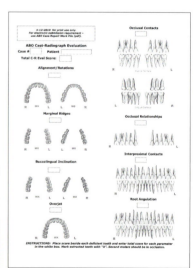

図4　治療成績を評価する際のシートの一例(The American Board of Orthodontics. Grading System for Dental Casts and Panoramic Radiographs. より)。

その4　舌や口唇の癖にも対応が必要な場合がある

■保定装置を使っていても戻ってしまうことがある？

保定装置（次頁参照）を言われたようにきちんと使っていたのに戻ってしまう場合の原因について記します．

■舌や口唇の癖は歯並びに悪影響を与える

舌や口唇の癖は無視できない重要な問題なのです．
❶安静時，いつも口唇が開いたままになっている
❷舌が低い位置にある．歯と歯の間にある
　（舌は口蓋：口の中の天井の部分にしっかり収まっているのが正常）
❸嚥下（飲み込み）の際に，歯と歯の間に舌を挿入しないと飲み込めなかったり，歯を強く押したりする
などが悪い癖の状態です（**Chapter 1, その6, 7**）．通常は，舌を口蓋に押し付けて飲み込むだけなので歯に力はかからないのですが，歯と歯の間に挟んだり歯を押したりすると，力がかかって歯並びに悪い影響を与えてしまうのです．

そういう癖のある方の場合，矯正治療を終了した際には一見きれいに並んだように見えますが，舌が入るスペースがわずかに残っていて，その隙間がだんだん開いてきて，後戻りしてしまうことがあるのです．**図5**は**Chapter 6, その1**と同様，そのような残念な1例です．嚥下のときの力は影響を与えないとする説もありますが，臨床現場ではしばしば経験します．

■歯並び（形）を治すと同時に，舌や口唇の悪い癖（機能）も治す

ですから，矯正装置で歯並びという「形」を治すと同時に，「舌や口唇の悪い癖」も治し，正しい機能を獲得することが重要です．ただ，人間は無意識に嚥下を行っているので，練習しても自分のものにすることがとても難しく，かなりの根気が要求されます．しかし，原因を根絶しないと問題を繰り返すのは当然のことです．

口唇をいつもしっかり閉じること，正しい嚥下を続けることは，そう簡単ではないのですが，歯並びを安定させるためには不可欠であることは，おわかりいただけるかと思います．

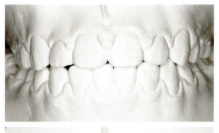
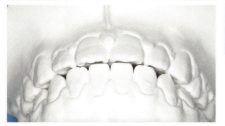

図5a　13歳7か月，前医治療終了時．

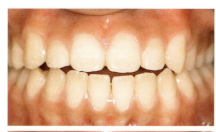
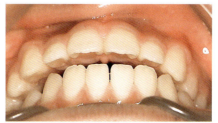

図5b　13歳11か月，当院の初診時．

その5　保定装置を指示どおりに使おう

　最後に，保定装置（歯並びを安定させる装置）を指示どおりに使用しなかったのが原因である場合と，そのほかの歯並びがくずれる原因についても記します．

■保定装置の意味を理解する

　歯には，移動を中止すると元の位置に戻ろうとする性質があります．ですから装置を外した後は，新しい位置に歯を安定させるために，必ず保定装置を装着します（**表2，図6**）．

　可撤式装置は初めは食事と歯磨き以外，終日装着してもらいます．装置を外した直後が，一番戻りやすいからです．3～6か月ぐらい経つと安定してくるので，装着は夜間のみとなります．歯の裏に細いワイヤーを接着して，何本かの歯を固定することもあります．通常，その状態を2～3年継続して保定期間（装置撤去後の安定を確認する期間）を終了します．

　その後もときどきは，安定し続けているかどうか保定装置を装着してチェックしてみて，少し動いているような様子が見られたら，また長めに使用するというようなおつき合いのし方が安心です．

■保定装置を指示どおり使用しないと後戻りする

　保定装置の使用時間を守らないでいると，すぐに歯が後戻りを始めて装置が入らなくなります．無理に入れようとしても，痛くて入れられなくなってしまいます．きちんと指示された時間を守って装着してください．それが，後戻りを防ぐ第1のポイントです．

■加齢変化に対応するためにも保定装置と長くおつき合いを

　矯正歯科治療を受けていなくても，加齢変化として歯は動きます．とくに下の前歯はガタガタになってきますので，保定装置をアンチエイジングの装置として，週に一度は装着してみて一生おつき合いいただけると安心です．

表2

> 保定装置：歯には移動を中止すると元に戻ろうとする性質がある．そのため治療終了後に，歯の位置を安定させるための装置が必要．歯を新しい位置に安定させることを"保定"，保定のための装置を"保定装置"という．
> 　可撤式（取り外しできるタイプ）と固定式とがある．多くは可撤式を使うが，ガタガタがかなりひどかった部分や，油断するとすぐに隙間があいてしまう部分には，固定式を装着する．
>
> 可撤式の特徴：きちんと使わないとすぐに後戻りが生じて，装置が入らなくなってしまう（通常，初めは食事中を除き24時間使用，途中から就寝中のみ使用）．
>
> 固定式の特徴：付けるのをさぼってしまう心配がないが，外れた場合，すぐに付けてもらいに行かなければならない．装着部分のクリーニングが難しい．

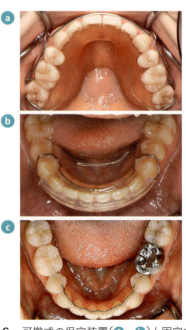

図6　可撤式の保定装置（ⓐ，ⓑ）と固定式の装置（ⓒ）．

Chapter ✳ 7

矯正歯科治療といっしょにむし歯予防の習慣を

★矯正歯科治療後は，むし歯や歯周病のない健康な歯で一生過ごしてほしいものです．そのノウハウを学んでおきましょう．

その1　矯正歯科治療期間中はむし歯予防習慣化のチャンス

　矯正装置が付くと，むし歯になりやすくなります．固定式の装置はもちろん，可撤式でも指摘されています．しかし，逆に矯正歯科治療中は，むし歯予防の知識と技術を身につける絶好の機会ととらえることもできるのです．むし歯はないのに，矯正治療のために定期的に通院する環境は，お子さんのむし歯予防の習慣化に最適なのです．

■むし歯は感染症

　むし歯はインフルエンザなどと同じ感染症です．インフルエンザはウイルスに感染した際に，ウイルスの力と抵抗力との力関係で発症するかどうかが決まります．体内に入るウイルスの量が少ない場合，あるいは体の抵抗力が強い場合には，感染しかかっても発症しない場合があるのです．ですから，手洗いやうがいをしっかりしてウイルスが入らないようにしたり，十分な睡眠や栄養に気をつけた食事を摂って，体力をつけたりすることで予防ができます．

　むし歯も同様で，むし歯菌が口腔内に入らないようにすること，もし感染してしまっても定着しないようにしておくこと，抵抗力をつけておくことで予防できます．では，具体的にどうすればいいのでしょうか？

■むし歯のできやすい口内環境からの脱出

　もうすでに，乳歯がいっぱいむし歯になってしまっていたり，治療の痕がたくさんあったりしても，幸いなことに，いずれ乳歯はすべてきれいな新しい永久歯に生え替わります（**図1**）．乳歯のむし歯予防に失敗してしまっても，チャンスはもう一度あるのです．ただ，口の中の環境が同じ状態のままでは，永久歯もむし歯になってしまうのは当然のことです．乳歯のむし歯治療の経験の多い子どものお母さん方も，あきらめないでください．次々と，むし歯治療を繰り返さなければならない状況から脱出しましょう．

　次項からは，まずはむし歯菌に感染しないためにどうすればいいか，もし乳歯がむし歯になってしまったら，どう対応していけばいいのか，どうすればむし歯治療を繰り返さずにすむのか，むし歯のできない口内環境づくりについて順にお伝えしていきます．

矯正治療前（8歳6か月）

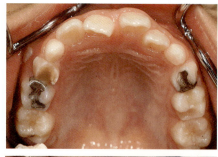
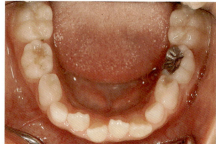

二期治療開始前（13歳6か月）

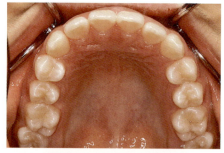
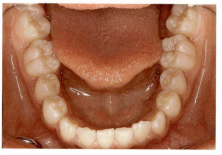

図1　むし歯のできやすい口内環境でも，むし歯のない口内環境へ変化させることができる．

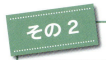
カリエスリスク

■カリエスリスクとは

カリエスリスクとは，むし歯になりやすさのことです．カリエスリスクは人それぞれ異なります．それなりに歯磨きをして，むし歯にならないように気をつけているつもりでも，次々とむし歯ができてしまう人，逆に，あまり歯磨きもしないし，甘いものも結構食べているのにむし歯ができない人がいるのです．昔の人は，"歯性（はしょう）が悪い"と表現したようですが，それが現代のカリエスリスクの高い人という意味なのです．

■カリエスリスクの因子と対策

カリエスリスクは，口腔内のむし歯菌の菌数，歯の質，唾液の性質や量，さらには遺伝も関係すると言われています．また，飲食の内容や回数，ブラッシングの回数やフッ素の使用状況などの因子も関与します．

このカリエスリスクを左右する因子それぞれについての対策を考えていけばよいのです（**図2**）．

人間は通常，大なり小なり体の弱点を持っているものです．高血圧タイプの人，糖尿病タイプの人など，それぞれのリスクを抱えているものです．ですから，カリエスリスクが高いと判定されてしまうのは残念かもしれませんが，がっかりする必要はありません．自分の弱点をきちんと認識し，対応のし方を勉強し，対策をたてていけばいいのです．残念なのは，カリエスリスクの考え方を知らず，カリエスリスクが高いことも知らず，ただただむし歯の治療を繰り返してしまうことなのです．

カリエスリスクが高いとわかったら，リスクを下げる努力をしていきましょう．

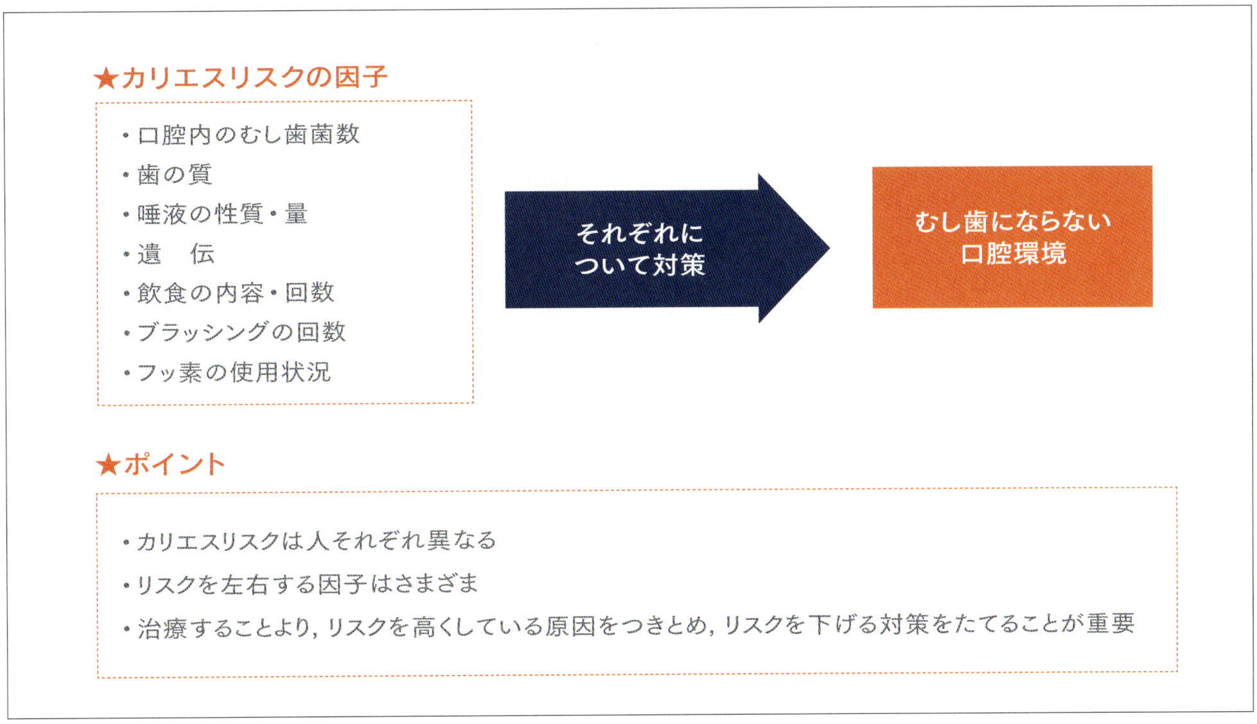

★**カリエスリスクの因子**
- 口腔内のむし歯菌数
- 歯の質
- 唾液の性質・量
- 遺　伝
- 飲食の内容・回数
- ブラッシングの回数
- フッ素の使用状況

それぞれについて対策 → むし歯にならない口腔環境

★**ポイント**
- カリエスリスクは人それぞれ異なる
- リスクを左右する因子はさまざま
- 治療することより，リスクを高くしている原因をつきとめ，リスクを下げる対策をたてることが重要

図2　カリエスリスクの因子と対策．

その3　感染の窓

前項では，カリエスリスクは人それぞれ異なること，リスクを左右する因子はさまざまであること，むし歯を治療することよりも，リスクを高くしている原因をつきとめ，リスクを下げる対策をたてることが大切であることをお伝えしました．

本項では，まずカリエスリスクを左右する因子のひとつであるむし歯菌についてお伝えします．むし歯が感染症であることはChapter 7，その1に記しましたが，では，いつ，どのように感染するのでしょう？

■むし歯菌の感染の窓

むし歯菌の感染に関してはさまざまな研究結果が報告されていますが，よく取り上げられるのがCaufieldの「感染の窓」で，生後19～31か月（平均2歳2か月）の期間に感染が集中していると言われています．カリエスリスクの高い養育者が同じ箸やスプーンで食事を与えたり，固いものを口腔内で咀嚼してから与えるような食べさせ方を習慣的に行うと，むし歯菌が子どもの口腔内に感染し，定着すると言われています（図3）．

■感染のリスクを下げる

こう説明すると，「うっかり自分が使った箸で与えてしまった」「祖父母が知らずに与えてしまった」と気にしすぎる方がいますが，心配する必要はありません．問題になるのは"習慣的に"行われることによって，むし歯菌が"定着する"場合なのです．うっかり間違った食べさせ方をしてしまったからといって，ただちに感染してしまうわけではないので，神経質になりすぎないようにしましょう．

食べさせ方に注意することと同時に大切なのが，お母さんたち養育者自身のカリエスリスクを下げておくことです．そうすれば，赤ちゃんとのスキンシップも安心です．次項からは，リスクの下げ方について記します．

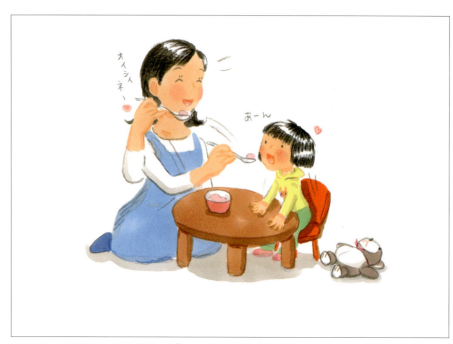

図3　カリエスリスクの高い養育者が，同じ箸やスプーンで習慣的に食事を与えると，むし歯菌が定着してしまう．

脱灰と再石灰化の関係を知る

むし歯菌による脱灰作用と，唾液による再石灰化作用との関係を知り，食べ方に気をつけることで，むし歯をできにくくすることができます．

■脱灰とは

通常の絵本では，こわい顔をしたむし歯菌が槍を持っている絵をよくみかけます．なんとなく，むし歯菌が先の尖った槍で歯を突っついて，壊しながら食べていくようなイメージですね．でも実際は，むし歯菌がつくり出した酸が歯の表面からカルシウムを奪っていくのです．それを専門用語で「脱灰」といいます．脱灰ばかりがどんどん続いていくと，ついに穴が開いて"むし歯"になるのです．

■再石灰化とは

脱灰に対して，歯の表面にカルシウムが戻ることを「再石灰化」と言います．もともと唾液には再石灰化作用が備わっています．そして何かを食べるごとに，脱灰と再石灰化が歯の表面で繰り返されているのです．ですから，脱灰の時間が長くて再石灰化が短かければむし歯ができてしまい，逆に脱灰の時間より再石灰化の時間が長ければ，むし歯はできないのです（**図4**）．

■再石灰化を妨げない

私たちの歯にとって，もっとも大きな敵は"だらだら食べ"と言われています．それほど甘くないものでも，だらだら食べていると，唾液がせっかく再石灰化しようとしているのを妨げてしまうのです．

甘いチョコレートを3つ食べる場合でも，一度にまとめて3つ食べるのと，たとえば30分おきに1つずつ食べるのとでは，むし歯になりやすさが異なることが，ご理解いただけるかと思います．砂糖の入ったスポーツドリンクを飲みながらスポーツを長時間続けたりしていると，あっという間にむし歯が増えてしまうのです．スポーツドリンクともう1本，お水かお茶を持って行き，スポーツドリンクを飲んだ後，お水かお茶で"ブクブク，ゴックン"するように教えてあげてください．

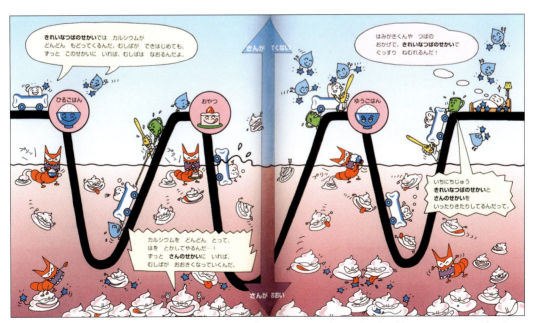

図4 脱灰と再石灰化のプロセスを子どもにもわかりやすく（井上裕子・作／夏目洋一郎・絵．どうしてむしばになるの？．東京：岩崎書店，2000．より）．

その5　むし歯菌のバイオフィルム

■感染の度合いを知る

むし歯菌に感染しているかどうかは，口腔内の菌を培養することによって調べることができます．簡単な検査キットがあり，むし歯予防に力を入れている歯科医院では採り入れています．保険は適用されていないのですが，その検査（サリバテスト：唾液検査）を受ければ，むし歯菌が多いか少ないかがすぐにわかります（**図5**）．

むし歯菌に感染してしまっても，むし歯ができないようにすることはできますので，安心してください．本項ではまず，単純にむし歯菌の数を減らすことを考えていきましょう．

■バイオフィルムとは

口腔内には何百種類もの菌がいて，それらは歯や粘膜に付着していきます．粘膜の表面に付着している菌は，粘膜の表面が剥がれ落ちると口腔内からいなくなりますが，歯の表面は新しくなることがないので，歯の表面に付着した菌はどんどん成長していってしまうのです．

むし歯菌は，驚くべきことに"会話"をしながらバイオフィルム（**図6**）という膜を形成していくと言われています．信号を出し合って連携してどんどん増殖していき，巨大なそして強力なフィルムの塊を形成するのです．これがプラーク（歯垢）と呼ばれている歯の表面についている白い粘着物なのです．排水溝などに見られるヌメヌメの膜と同じです．

■バイオフィルムの破壊は歯磨きで

バイオフィルムは強固で，抗菌薬もシャットアウトすると言われています．ですから，まずはこのバイオフィルムを物理的に破壊することが大切です．では，どうやって破壊すればいいのでしょうか？なんとそれは「歯磨き」なのです．当たり前すぎて，拍子抜けされるかもしれませんが，いつもの「歯磨き」と思うより，「バイオフィルムの破壊」と思ったほうが，やる気スイッチが入るのではないでしょうか？

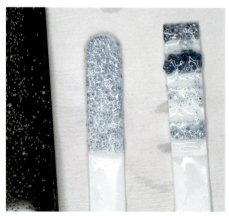

図5　サリバテストの結果の例．

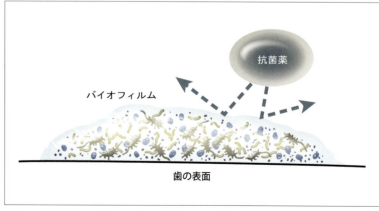

図6　むし歯菌のバイオフィルム．

その6　バイオフィルム撃退法

■まずは，歯磨き＆フロスから

「歯磨き」というと「靴磨き」や「お鍋の底磨き」と似たようなイメージを持って，歯の真ん中をゴシゴシと磨いてしまいがちなのですが，それは誤りです．たかが歯磨きですが，されど歯磨き！　磨いているのと磨けているのは違う！　と，よく聞きますよね．では，どこをどう磨けばいいのでしょうか？

■歯の端っこ隅っこを集中的に磨く

家の掃除を思い出してみましょう．廊下や階段は，どのあたりが汚れているでしょうか？　みんなが毎日通る廊下や階段の真ん中の部分は，掃除しなくてもピカピカですが，端っこや隅っこに埃や汚れが溜まっています．それと同じなのです．自然にきれいになっていく歯の真ん中の部分には，手を掛けなくても大丈夫なのです．歯の端っこ隅っこを集中して磨くことが大切です．

■部位によって磨き方を変える

具体的にどこかと言うと**（図7）**，❶咬合面（歯の咬み合わせ部分）にある深い溝と，❷歯と歯肉の境い目，それから❸歯と歯の間です．この3か所がむし歯の好発部位と言われています．

咬合面は溝の奥まで毛先が届くように，しっかり磨いてください．逆に歯と歯肉の境い目は，やさしく丁寧に歯ブラシを当ててください．歯肉にブラシが強く当たると，子どもたちは痛くて嫌がりますし，大人は歯肉が傷つき，歯肉退縮（歯肉が薄くなり下がってくる）を生じます．歯と歯の間はフロス（糸ようじ）でなければ，掃除できません．歯間ブラシもありますが，やはりフロスにはかないません．

❶歯ブラシで，咬み合わせの溝の奥のほうをしっかり，❷歯と歯肉の境い目はやさしく，そして，❸フロスで歯と歯の間のクリーニング．これでバイオフィルムを撃退することができます．フロスってどうやって使うの？　という方のために，次項ではフロス攻略法をお伝えします．

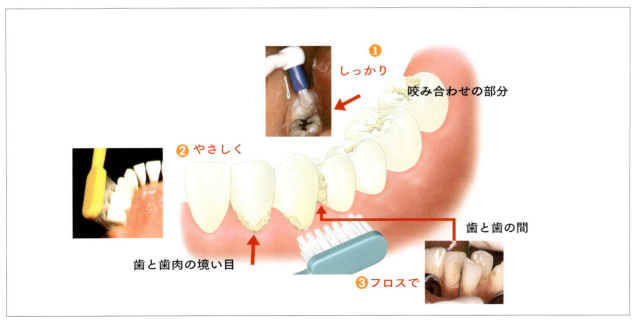

図7　部位によって，それぞれ適した磨き方をする．

その7　フロスのほうが，むしろ大切

■**フロスはどんな歯ブラシや歯磨き剤より，疾患を予防する**

「歯と歯の間をフロッシングすることは，世界中のどんな歯ブラシや歯磨き剤よりも疾患の予防につながる」という言葉を，1800年初頭に活躍したアメリカの歯科医師，レヴィ・スピア・バームリーが残しているそうです．この言葉にめぐり会ったとき，「フロスなしでは，完全なむし歯予防はできない！」とずっと考え，お伝えしてきたので，とてもうれしく思いました．

■**隣接面う蝕は歯科医師でも見つけにくい**

矯正治療で歯を動かすと，歯と歯の間に隙間ができたり，位置関係がずれたりするため，歯と歯が隣り合って接していた面（隣接面）が見えてきます．その面にできたむし歯を隣接面う蝕と呼びますが，私たち矯正歯科医は，歯の移動によって見えてくる初期の隣接面う蝕を毎日のように目にするのです．

この隣接面う蝕は，矯正歯科治療中以外では，口腔内を覗くだけでは見つけることがとても難しいのが特徴です．歯科医院の明るい照明の下でなんとか見つけるか，歯のエックス線を撮るか，隣の乳歯が抜けたときに見つけるかぐらいなのです（**図8**）．ですから通常は，かなり進行してから何かを嚙んだ際に，むし歯の天井の部分が欠けて，いきなり大きな穴ができているのにびっくりするという場合が多いのです．

■**隣接面う蝕はフロスでのみ予防できる**

恐ろしい隠れむし歯である隣接面う蝕を予防できるのは何か？　それは歯ブラシでも歯間ブラシでもなく，フロスなのです．アメリカ映画ではときどきフロスが登場するのをご存じでしょうか？　日本でもようやくフロスが普及する兆しが見え始めてきましたが，まだまだ浸透しきれていません．まだフロスをしたことがない方は，ぜひ今日からフロスを始めてください．

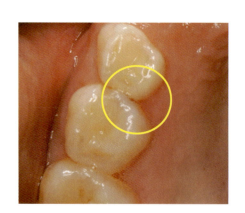
乳歯が抜ける前

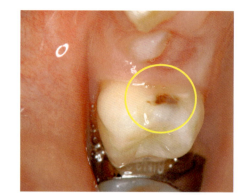
乳歯が抜けた後

図8　歯と歯の間のむし歯は，かくれていて見つけにくい．

その8 フロスを上手に使うコツ

■フロスの使い方のコツ

前項では,隣接面う蝕は見つけるのが難しいこと,「フロスのほうが歯ブラシよりもむしろ大切」ということをお伝えしました.

「でも,フロスって難しそう,面倒そう」と思っている方が多いのではないでしょうか？ 本項では,そんな方のためにフロスの上手な使い方についてご説明します（**図9**）.

■糸がロール状になったフロスで習慣化を！

初日は上の前歯だけ,次の日は下の前歯だけというように,ゆっくり慣れていきましょう.コツをつかんでしまえば,1,2分で口全体のフロスができるようになります.難しいとあきらめてしまわずに,糸がロール状になったフロスを使いましょう.そのほうが効果的で経済的です.

インターネットの動画を参考にされてもいいでしょう.ぜひ,フロスの習慣を！

フロスの使い方のコツ

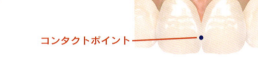
コンタクトポイント

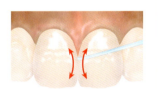

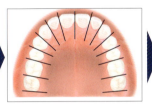
❶指先に巻いてピンと張る.

❷指の片方をしっかり口の中に入れて,フロスが歯列に対し直角になるようにする.

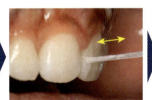
❸コンタクトポイントはゆっくり,のこぎりを引くような感じで入れる.

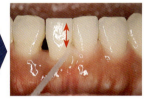
❹歯の両面を縦にこする.

❶フロスを30cmぐらい切り取り,ピンと指に巻き付けます.

❷フロスの片端をしっかり口の中に入れ,もう一方の端を歯列の周りを回るように動かせば,鏡を見なくてもできるようになります.

❸コンタクトポイント（隣り合う歯と歯が接する箇所）は糸を通しにくいので,初めはのこぎりを引くように動かし,ゆっくり歯と歯の間に入れていきます.強い力で押し込んでしまうと,コンタクトポイントを通り過ぎた後は,いきなりゆるくなるので歯肉を直撃して痛い思いをしますので気をつけてください.

❹通した後は,隣り合った歯面を縦にしっかりこすってください.これは歯周病の予防に大切です.その後,ゆっくり上に引き抜きます（このとき,詰め物が外れてきたりするかもしれませんが,詰め物と歯の間に新しいむし歯ができている場合が多いので,きちんと詰め直してもらってください）.

図9 フロスの上手な使い方.

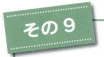
その9　乳歯が生えそろったらすぐフロス

■子どものフロスはいつから始める？

乳歯は前歯が2本，犬歯1本，臼歯が2本です．前から順にABCDEと呼びます．Aは通常生後6か月頃に萌出してきて，2歳半ぐらいでEが萌出すると全部生えそろいます．この時期からフロスを始めることが，とても大切だということを知ってください．「Eが生えたらフロス」を始めてください．

■乳歯のむし歯はフロスで防げる

当院では，前歯が生え替わる小学校低学年の頃に初めて受診される方が多いのですが，その子どもたちに多く見られるのが，DとEの間の隣接面う蝕なのです**（図10）**．すでに治療済みの子どもさんもいれば，エックス線でみつかる場合もあります．乳歯のむし歯のほとんどが，このDE間の隣接面う蝕と言っても過言ではありません．

極言かもしれませんが，「DE間のフロスさえしていれば子どものむし歯は防げる」，逆に，「歯ブラシをしていても，DE間のフロスをしていなければむし歯はできる」と言い切ってもいいのではないかと思う程です．この隣接面う蝕がEと永久歯の間にできるとたいへんです**（図11）**．

■子どものフロスのコツ

子どもの歯のフロスをしてあげる前に，お母さん自身の歯で慣れておいてください．前項でお伝えしたコツの中でも，とくに気をつけていただきたいのは，前頁❸の「コンタクトポイント（隣り合う歯と歯が強く接している部分）は，のこぎりを引くようにゆっくり通す」ということです．上から強く押し込むと，コンタクトポイントを通過した後，いきなり歯肉を直撃してしまい，痛い思いをさせてしまいます．

子どものフロスは，このコンタクトポイントに糸を通すだけでいいのです．子ども専用のフロスも市販されており，小学生になったら自分でできるようになると思います．ぜひ，親子でフロスの習慣をつけてください．

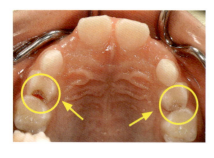

図10　片方はむし歯治療がされていて，もう一方は詰め物がとれている．乳歯のむし歯のほとんどがDとEの間にできる．

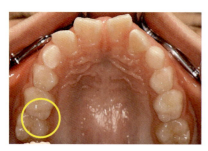
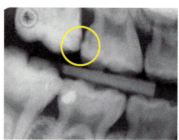

図11　むし歯はないように見えてもエックス線写真を撮れば，むし歯の始まりがわかる．

その10　磨き残しがないように

　カリエスリスク（むし歯のなりやすさ）を下げる方法の一つとして，歯ブラシやフロスを使ってバイオフィルムを破壊し，むし歯菌の数を減らすことについてお伝えしてきました．本項ではその仕上げとして，磨き残しのない歯磨きの方法について記します．

■むし歯のできやすいもうひとつの部位

　むし歯の3大好発部位は，❶歯の咬み合わせの部分，❷歯肉のそば，❸歯と歯の間，と言われていますが（Chapter 7, その6），もうひとつ加えていただきたいのが，❹上の歯の一番奥の"角（かど）っこ"の第二大臼歯（12歳頃に生えてくる歯）の外側から後ろにかけての部分です（図12）．唾液が出てくる場所よりも後ろに位置するために，唾液が持つむし歯予防作用が効きにくいこと，歯ブラシが届きにくいこと，見えにくいことが原因ですので注意してください．

　図13のように，少し口を小さくして，歯ブラシが一番奥の歯の外側からその後ろへと回り込むようにして磨いてください．

■歯垢染色液を使ってみよう

　ちゃんと磨いたつもりでも，人それぞれに磨き方の癖があり，磨き残してしまう部分があることがよくあります．その対策としてお勧めしたいのが歯垢染色液です．

　少量を口に含み液を口の中全体にいきわたらせてから吐き出します．すると，磨き残しのある部分が赤く染め出されます．緑の葉っぱの上の青虫が見つけにくいように，白い歯についた白い歯垢（プラーク）は目立ちません．でも歯垢染色液を使えば，白い歯についた歯垢が赤くはっきり見えてきます．

　歯垢染色液を使う際に注意していただきたいのは，しっかり染めきることです．染めムラがあると，染まっていない部分と磨けていない部分との区別がつかず，かえって逆効果になってしまうことがあるからです．

　歯垢を落としきることはとても難しく，大変なことだと思われる方もあるかもしれませんが，いったんマスターしてしまえば，それほど難しいことではありません．

　いつもピカピカつるつるの歯で，気持ちのいい毎日を過ごしてください．

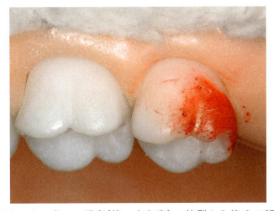

図12　上の歯の一番奥（第二大臼歯）の外側から後ろの部分を磨き忘れないように．

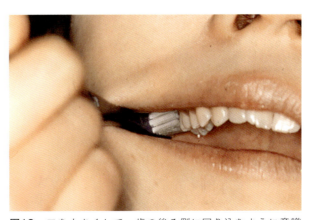

図13　口を小さくして，歯の後ろ側に回り込むように意識して磨く．

その11　キシリトールガムとフッ素を上手に使おう

前項まで，カリエスリスクを下げるための歯磨きとフロスについてお伝えしてきましたが，本項では別の観点からカリエスリスクを下げる方法について記します．

■キシリトールのはたらき

キシリトールは5炭糖多糖類で，カバノキから発見されました．

むし歯菌によって砂糖から酸が産生され，その酸により歯が脱灰（歯からカルシウムが出ていく）され，脱灰が進むとむし歯ができることをお伝えしました（**Chapter 7，その4**）．ところが，キシリトールからは，むし歯菌により酸は産生されないばかりか，キシリトールにはむし歯菌の活動を弱める働きもあります．ですから，歯磨きやフロスが物理的にむし歯の数を減らすのに対し，キシリトールはむし歯菌の質を落とす働きがあると言えるでしょう．

また，キシリトールガムを咬むことで唾液の分泌量を上げることができるので，唾液の再石灰化作用を有効活用できます．

「キシリトールを食べると下痢しやすい」と，お聞きになったことがあるかもしれませんが，13か月間　1日4粒ずつ妊婦さんにガムを食べてもらうという研究では，下痢の発現頻度は変わらなかったそうです．

また，キシリトールはミュータンス菌だけに作用し，口腔内に常在する他の細菌に影響を与えないことも，メリットとして挙げられています．

■キシリトールガムでカリエスリスクを下げる

毎食後とおやつの後，毎回必ず完璧に歯磨きをするなんて，お母さんも疲れてしまいますね．おやつの後にキシリトールガムを咬むことを習慣化したり，寝る前の歯磨きの後にキシリトールガムを咬んだりするなど，キシリトールをうまく利用することで，カリエスリスクを下げることができます．歯磨きをしなくていいわけではありませんが，キシリトールはカリエスリスクを下げるプラスアルファのファクターとして，むし歯予防を応援してくれるというイメージです．

■キシリトールを有効活用する

キシリトールは**図14**のように，むし歯予防に大切な4項目を支える茎の役割をしていると表現されています．歯磨きフロスをかなりがんばっているのに，なかなかカリエスリスクが下がらない人，お子さんの歯磨きの回数をちょっと減らせるといいなと思っているお母さん，キシリトールガムを上手に使ってみてください．

■フッ素も強力な助っ人

フッ素もむし歯予防の強力な助っ人です．フッ素には，歯の質を強化する作用，脱灰を抑え再石灰化を促進する作用があります．歯磨剤はフッ素が入っているものを選びましょう．ほかにも，うがいタイプ，塗るタイプ，スプレータイプなどいろいろありますので，カリエスリスクが高い場合には，お子さんの使いやすいフッ素を選んで，歯磨剤と併用するといいでしょう．

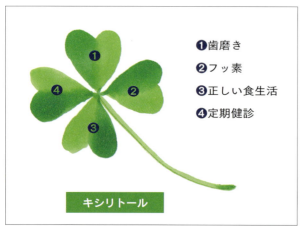

図14　キシリトールは，むし歯予防に大切な4つの項目を支える茎の役割をしている（日本フィンランドむし歯予防研究会HPの図を改変）．

■参考図書

1. 向井美惠(編著). 乳幼児の摂食指導. お母さんの疑問にこたえて. 東京：医歯薬出版, 2000.

2. 三輪康子, 大野粛英, 入江牧子, 福田美保子(著), 長嶋八千代(絵). ゆびしゃぶりやめられるかな. 東京：わかば出版, 1989.

3. Proffit W R, Fields H W Jr, Saver D M. Contemporary Orthodontics. 4th ed. St. Louis : Mosby, 2007.

4. 鈴木尚. 骨は語る 徳川将軍・大名家の人びと. 東京：東京大学出版会, 1985.

5. Price W A(著), 片山恒夫(訳). 食生活と身体の退化. 大阪：豊歯会刊行部, 1978.

6. 山口秀晴, 大野粛英, 佐々木洋, Zickefoose W E, Zickefoose J. 口腔筋機能療法(MFT)の臨床. 東京：わかば出版, 1998.

7. 井上裕子(作), 夏目洋一郎(絵). どうしてむしばになるの？. 東京：岩崎書店, 2000.

8. 熊谷崇, 熊谷ふじ子, 藤木省三, 岡賢二. クリニカルカリオロジー. 東京：医歯薬出版, 1996.

9. 服部祥子. 子どもが育つみちすじ. 愛と英知の親子学. 大阪：朱鷺書房, 1989.

10. 井上裕子, 田村康治(監修), 池田市歯科医師会 母親Q&A検討委員会(編著). すぐに役立つ 歯育て支援Q&A. お母さんたちからの194の質問に答えて. 東京：クインテッセンス出版, 2005.

11. 齋藤清二, 岸本寛史. ナラティブ・ベイスト・メディスンの実践. 東京：金剛出版, 2003.

12. 井上裕子. 子どもの不正咬合. 一般歯科医に伝えたい考え方と早期発見のポイント39. 東京：クインテッセンス出版, 2009.

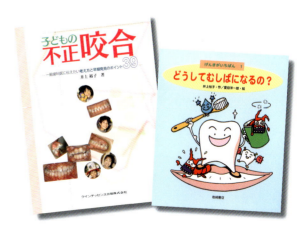

あとがきに代えて ― 矯正歯科医としての背景 ―

私の矯正学の基礎は大阪大学歯学部矯正学講座で，臨床，教育，研究に従事していた10年間にあります．その後，大阪府池田市石橋で開業し，現在に至ります．

開業したばかりの頃は，自分自身も診療所も未熟だったと今では懐かしく思い出されます．受付1人とスタートした診療所でしたが，今では10人ほどの常勤スタッフをかかえるまでに成長しました．

その間スタッフといっしょに，治療レベルの向上のために，矯正治療そのものの他にも，むし歯，歯周病，顎関節症の予防や管理，口腔筋機能療法に取り組んできました．スタッフの半数以上が10年以上のベテランで，イノウエ矯正歯科の今日を支えてくれています．

最近では，同じ場所で矯正臨床を長く続けてきたからこそ言えることをまとめたいと考え，大学教授と開業医がいっしょに研究と臨床に研鑽を積んでいる Angle Society というアメリカの矯正専門医の会に参加し，無事試験にも合格することができました．

以前に比べ，矯正治療が一般の方々の間にずいぶん知られるようになってきたにも関わらず，歯科矯正の世界が混沌としていて専門医制度がきちんと整っておらず，患者のみなさんにご迷惑をおかけしていることを残念に思っています．当院にも，継続治療や再治療を希望して来院される気の毒な方が絶えません．矯正治療とは，「歯および全身の健康を支える素晴らしい医療」，「メンタル的な成長にもお手伝いができる素敵な医療」と皆さんから思ってもらえることを願って，日々診療に当たっています．

私自身，小学校5年生のときに矯正治療を受けて，矯正治療の素晴らしさを体感して，矯正歯科医の道を選びました．最近では，当院の多くの患者さんが，矯正歯科医や歯科衛生士の道を選んでくださっているのを見て，矯正治療の素晴らしさがわかってくれたからではないかと喜んでいます．

また，子どもたち2人も歯科の道を進み，それぞれの分野で私を助けてくれようとしていることも大きな喜びです．漁師さんが息子に，風向きや潮の流れを教えるのがうれしいのと同じように，私も子どもたちに，矯正治療の極意を伝授していけるのを楽しみにしています．

これまでは，わが子の成長を患者さんと重ねてきましたが，これからは孫の成長を重ねて，若いお母さんたちに寄り添っていきたいと思っています．

最後に，いつもすばらしいがんばりで，私を喜ばせてくれるイノウエ矯正歯科の子どもたち，いつも力強くサポートしてくれるスタッフと家族，そして，いつも本の出版に際して苦労と喜びを分かち合ってくださる，クインテッセンス出版の鵜川征代氏に深謝して，筆を置かせていただきます．

井上裕子

■著者略歴■

井上 裕子(いのうえ・やすこ)

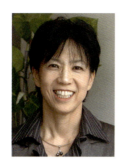

● 略　歴
1980年　大阪大学歯学部卒業，弓倉賞受賞，歯科矯正学講座入局
1989年　大阪大学歯学博士取得
1990年　大阪府池田市石橋でイノウエ矯正歯科開業　現在に至る
http://www.inouekyousei.or.jp/

● 学会・研究会
日本矯正歯科学会(認定医・指導医・専門医)，日本顎関節学会，日本顎変形症学会，日本口蓋裂学会，日本臨床矯正歯科医会，日本口腔筋機能療法学会ほか
American Association of Orthodontists, World Federation of Orthodontists, Royal College of Surgeons of Edinburgh(王立エディンバラ大学：MOrthRCS(Ed)認定矯正専門医)，Angle Society ほか

● 著　書
どうしてむしばになるの？．岩崎書店，2000．／口腔の成育をはかる．第2巻．医歯薬出版(分担執筆)，2004．／すぐに役立つ 歯育て支援Q&A ―お母さんたちからの194の質問に答えて―．クインテッセンス出版，2005．／子どもの不正咬合――一般歯科医に伝えたい考え方と早期発見のポイント39―．クインテッセンス出版，2009．

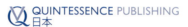

お母さんたちに伝えたい！　歯並びの良い子に育てよう
－ 子どもの不正咬合予防のためのポイント －

2017年4月10日　第1版第1刷発行

著　　者　井上裕子(いのうえやすこ)

発 行 人　北峯康充

発 行 所　クインテッセンス出版株式会社
　　　　　東京都文京区本郷3丁目2番6号　〒113-0033
　　　　　クイントハウスビル　電話(03)5842-2270(代表)
　　　　　　　　　　　　　　　　(03)5842-2272(営業部)
　　　　　　　　　　　　　　　　(03)5842-2279(編集部)
　　　　　　web page address　http://www.quint-j.co.jp/

印刷・製本　サン美術印刷株式会社

©2017　クインテッセンス出版株式会社　　　　　禁無断転載・複写
Printed in Japan　　　　　　　　　　　　落丁本・乱丁本はお取り替えします
ISBN978-4-7812-0551-9　C3047　　　　　定価はカバーに表示してあります

子育て中の保護者からの質問に的確に答えるために

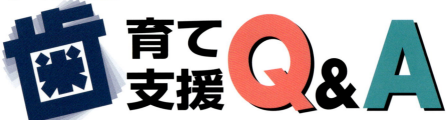

すぐに役立つ
歯育て支援 Q&A
お母さんたちからの194の質問に答えて

《監修》井上裕子／田村康治
《編著》池田市歯科医師会 母親Q&A検討委員会

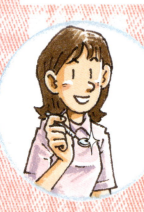

CONTENTS
- 第 1 章　う蝕予防
- 第 2 章　う蝕治療
- 第 3 章　乳歯外傷
- 第 4 章　妊娠期
- 第 5 章　授乳期
- 第 6 章　悪習癖
- 第 7 章　咀嚼・摂食・嚥下
- 第 8 章　解剖学的問題
- 第 9 章　歯並び・矯正治療
- 第10章　着色
- 第11章　口腔関連その他
- 第12章　いやがる時はどうすればよい？
- 第13章　歯科医のかかり方
- 第14章　健診結果との相違

診療室やスタッフルームに備えておきたい回答集

- 大阪池田市歯科医師会会員が実際に受けた300以上の質問を厳選、臨場感に富んだ194の質問に回答。
- 両親の気持ちに寄り添いながら協議を重ねて練り上げ、吟味された、わかりやすい回答。
- あらゆる質問を項目別に整理した目次は、索引機能も果たし、今すぐ知りたい回答が得られる。

QUINTESSENCE PUBLISHING 日本　●サイズ:A4判変型　●56ページ　●定価　本体2,600円（税別）

クインテッセンス出版株式会社
〒113-0033　東京都文京区本郷3丁目2番6号　クイントハウスビル
TEL. 03-5842-2272（営業）　FAX. 03-5800-7592　http://www.quint-j.co.jp/　e-mail mb@quint-j.co.jp